Allen Naorem
Vishakha Patil
Vidya Dodwad

INTELIGÊNCIA ARTIFICIAL EM PERIODONTOLOGIA

Allen Naorem
Vishakha Patil
Vidya Dodwad

INTELIGÊNCIA ARTIFICIAL EM PERIODONTOLOGIA

Um olhar sobre as várias formas como a inteligência artificial tem ajudado na periodontologia e como tem evoluído ao longo dos anos.

ScienciaScripts

Cover image: www.ingimage.com

This book is a translation from the original published under ISBN 978-620-7-65413-0.

Publisher:
Sciencia Scripts
is a trademark of
Dodo Books Indian Ocean Ltd. and OmniScriptum S.R.L publishing group

120 High Road, East Finchley, London, N2 9ED, United Kingdom
Str. Armeneasca 28/1, office 1, Chisinau MD-2012, Republic of Moldova, Europe
Printed at: see last page
ISBN: 978-620-7-75229-4

RECONHECIMENTO

Gostaria de aproveitar esta oportunidade para manifestar a minha sincera gratidão e o meu mais profundo apreço a todos aqueles que foram fundamentais para a conclusão bem sucedida deste projeto.

Entre eles, destaca-se a minha venerada Professora e Orientadora de Pós-Graduação, ***Dra. Vishakha Patil****, Professora, Departamento de Periodontologia, BVDUDCH, Pune. Esta Dissertação da Biblioteca foi concebida e projectada sob a sua orientação. Agradeço-lhe as suas sugestões estimulantes, a sua orientação e o seu encorajamento. Os seus conselhos inestimáveis e a sua ajuda desinteressada guiaram-me para fazer o meu trabalho com a máxima dedicação.*

Gostaria também de estender o meu profundo respeito à ***Dra. Vidya Dodwad,*** *Chefe do Departamento e Professora de Periodontologia, BVDUDCH, Pune, pelos seus valiosos conselhos e encorajamento.*

Gostaria também de agradecer ao ***Dr. Pramod Waghmare,*** *à* ***Dra. Priya Lele,*** *ao* ***Dr. Yogesh Khadtare,*** *à Dra.* ***Pooja Pharne,*** *à* ***Dra. Neelam Gavali, à Dra. Nishita Bhosale, à Dra. Sarah Mariam e à Dra. Manasi Yewale*** *pelo seu apoio e ajuda constantes.*

Estou grato aos meus pais, ***Dr. Santa Naorem*** *e* ***Sra. Anita Naorem,*** *por me terem incutido uma forte paixão pela aprendizagem e por me terem dado um apoio incondicional em todos os meus esforços.*

I am thankful to my seniors ***Dr. Akansha Karale, Dr. Vangmayee Shikarkhane, Dr. Shubhangi Behl, Dr. Tanvi Khot, Dr. Avneet Kaur, Dr. Komal Rajpurohit,*** *my batchmates, ,* ***Dr. Priyanka Zerwal, Dr. Srashti Mangal, Dr. Abhinandan Bokriya, Dr. Niket Bhatt, Dr. Pranav Kulkarni*** *e os meus colegas de curso, Dr.* ***Darshana Shivatare, Dr. Govinda Bangad, Dr. Arunangshu Deb, Dr. Roopal Gupta, Dr. Kranti Chavare*** *e* ***Dr. Nikita Rai,*** *por toda a sua ajuda incessante.*

Obrigado

Dr. Allen Naorem

ÍNDICE

INTRODUÇÃO

A periodontologia, também conhecida como periodontia, é um ramo da medicina dentária que estuda as estruturas de suporte dos dentes, bem como as doenças e afecções que as afectam. O termo deriva das palavras gregas antigas περί, perí, que significa "à volta", e ὀδούς, odoús, que significa "dente". O osso alveolar, o cemento, a gengiva (gengivas) e o ligamento periodontal são todos partes dos tecidos de suporte referidos em conjunto como o periodonto. Um periodontista é um dentista que se dedica à colocação de implantes, bem como à prevenção, diagnóstico e tratamento da doença periodontal. [1]

Os seres humanos têm sofrido de doenças periodontais e gengivais desde o início dos tempos. A investigação no campo da paleopatologia revelou que os povos primitivos de várias culturas, incluindo o antigo Egipto e a América pré-colombiana, foram afectados por doenças periodontais graves, como demonstrado pela perda de osso. [2]

Em comparação com as populações da pré-história, as pessoas modernas parecem ter uma maior prevalência de periodontite. No século XXI, a periodontite grave tornou-se a sexta doença mais comum em todo o mundo [3, 4]. A globalização, a urbanização e a industrialização tornaram as pessoas mais sedentárias, contribuíram para dietas pobres, stress contínuo e uma variedade de outras doenças inflamatórias crónicas ligadas a estilos de vida inflamatórios. Por conseguinte, apesar de um maior conhecimento sobre a saúde oral, uma microbiota oral mais disbiótica e a exposição a numerosos factores de risco podem ser a causa da elevada prevalência da periodontite. [5, 6]

Para o diagnóstico e o tratamento da gengivite e da periodontite, dispomos de um sólido apoio científico. Além disso, existem procedimentos estabelecidos para tratar a inflamação e a infeção associadas a estas doenças. Temos um bom conhecimento do potencial e das limitações da regeneração dos tecidos duros e moles que se perdem na periodontite. Os estudos sobre os implantes dentários endo-ósseos como substitutos úteis também estão bem documentados. [7]

Apesar dos nossos conhecimentos actuais, há várias áreas em que precisamos de estudos rigorosos para melhorar a nossa capacidade de gerir as doenças periodontais. No século XXI, em que os computadores e os smartphones são comuns, em que muitas tarefas são automatizadas e muitas outras são assistidas por computadores e pela inteligência artificial, a IA pode ajudar no domínio da periodontologia com o diagnóstico, o tratamento, os estudos e a investigação e, assim, impulsionar ainda mais o domínio da periodontologia.

A IA e os computadores têm ajudado os clínicos com o seu diagnóstico mais rápido e automatizado, a precisão no tratamento e a gestão geral de tarefas mundanas.[8] Mas a IA e as suas aplicações clínicas não passam de um campo em desenvolvimento. Esta análise irá analisar as várias formas como a IA tem sido utilizada no campo da periodontologia e da medicina dentária.

HISTÓRIA

História da IA

Em muitos aspectos, o mundo em que vivemos atualmente assemelha-se a um País das Maravilhas, semelhante ao que é retratado nas célebres obras do matemático britânico Charles Lutwidge Dodgson, popularmente conhecido como Lewis Carroll. A inteligência artificial (IA) é definida como "a capacidade de um sistema de interpretar corretamente dados externos, de aprender com esses dados e de utilizar essas aprendizagens para atingir objectivos e tarefas específicos através de uma adaptação flexível". Os desenvolvimentos na IA tornaram possível a existência de carros autónomos, o reconhecimento de imagens e altifalantes inteligentes.1 A IA foi fundada como um campo de estudo na década de 1950, mas durante mais de 50 anos foi maioritariamente ignorada pela ciência e teve pouca utilidade na vida real. [75]
As origens da inteligência artificial (IA) podem muito provavelmente ser encontradas na década de 1940, mais precisamente em 1942, quando o autor americano de ficção científica Isaac Asimov lançou o seu pequeno romance Runaround. A história de Runaround, um robô criado pelos engenheiros Gregory Powell e Mike Donavan, gira em torno das Três Leis da Robótica: (1) um robô não pode prejudicar os seres humanos nem permitir que os seres humanos sejam prejudicados por inação; (2) um robô deve obedecer às ordens humanas, a menos que isso viole a Primeira Lei; e (3) um robô deve defender a sua própria existência, a menos que isso viole a Primeira ou a Segunda Leis. Muitos cientistas que trabalham nos domínios da robótica, da inteligência artificial e da informática foram influenciados pelo trabalho de Asimov. Um desses cientistas é Marvin Minsky, um cientista cognitivo americano que mais tarde co-fundou o laboratório de IA do MIT. [75] **Mais ou** menos na mesma altura, mas a mais de 3.000 milhas de distância, o matemático inglês Alan Turing trabalhou em questões muito menos fictícias e desenvolveu uma máquina de decifrar códigos chamada The Bombe para o governo britânico, com o objetivo de decifrar o código Enigma utilizado pelo exército alemão na Segunda Guerra Mundial. [76]

O termo "inteligência artificial" foi utilizado formalmente pela primeira vez cerca de seis anos mais tarde, em 1956, no Dartmouth College, em New Hampshire, durante o Dartmouth Summer Research Project on Artificial Intelligence (DSRPAI), que durou cerca de oito semanas e foi organizado pelos cientistas informáticos de Stanford John McCarthy e Marvin Minsky. Nesta conferência histórica, McCarthy, imaginando um grande esforço de colaboração, reuniu investigadores de topo de vários domínios para uma discussão aberta sobre inteligência artificial, termo que cunhou nesse mesmo evento. Um primeiro exemplo é o famoso programa informático ELIZA, desenvolvido no MIT por Joseph Weizenbaum em 1964 e 1966. Um dos primeiros programas a tentar passar no teste de Turing acima referido foi o ELIZA, uma ferramenta de processamento de linguagem natural capaz de imitar uma conversa com um ser humano. [77]
O programa General Problem Solver, criado pelo Prémio Nobel Herbert Simon e pelos cientistas Cliff Shaw e Allen Newell da RAND Corporation, foi outra das primeiras histórias

de sucesso da IA. Conseguia responder automaticamente a alguns tipos de problemas básicos, incluindo as Torres de Hanói5. Estas histórias de sucesso motivadoras levaram à afetação de fundos significativos à investigação em IA, o que, por sua vez, deu origem a um número crescente de iniciativas. Numa entrevista de 1970 à revista Life, Marvin Minsky previu que, dentro de três a oito anos, poderia ser criada uma máquina com o intelecto geral de uma pessoa comum.

No entanto, o Congresso dos Estados Unidos começou a criticar fortemente as grandes quantias de dinheiro gastas na investigação sobre IA apenas três anos mais tarde, em 1973. No mesmo ano, o matemático britânico James Lighthill questionou o prognóstico otimista dos investigadores de IA num artigo encomendado pelo British Science Research Council. Em jogos como o xadrez, Lighthill afirmou que as máquinas só poderiam competir ao nível de um "amador experiente" e que o pensamento de senso comum estaria sempre para além das suas capacidades. Isto levou a um declínio acentuado na investigação e no progresso da IA.

Uma das razões para a falta de progressos iniciais no domínio da IA e para o facto de a realidade ter recuado acentuadamente em relação às expectativas reside na forma específica como os primeiros sistemas, como o ELIZA e o General Problem Solver, tentaram reproduzir a inteligência humana. Em particular, todos eles eram sistemas especializados, que são colecções de regras baseadas na ideia de que o intelecto humano pode ser reduzido a um conjunto de declarações "se-então" e formalizado de uma forma descendente. [78]

Os sistemas periciais são extraordinariamente eficazes em domínios que se prestam a este tipo de formalização. Um exemplo de um sistema pericial deste tipo é o programa de xadrez Deep Blue da IBM, que em 1997 derrotou o campeão mundial Gary Kasparov e demonstrou que James Lighthill se tinha enganado numa das suas cerca de vinte e cinco afirmações anteriores. De acordo com os relatórios, o Deep Blue utilizou uma técnica conhecida como pesquisa em árvore para analisar 200 milhões de jogadas alternativas por segundo e escolher a melhor jogada a efetuar com 20 jogadas de antecedência. [79]

No entanto, os sistemas periciais são insuficientes em domínios que não se adequam bem a este tipo de formalização. Por exemplo, é difícil treinar um sistema pericial para identificar rostos ou simplesmente para distinguir entre a fotografia de um chihuahua e a de um queque. [80] Os métodos estatísticos para conseguir uma verdadeira IA foram discutidos já na década de 1940, quando o psicólogo canadiano Donald Hebb desenvolveu uma teoria da aprendizagem conhecida como aprendizagem hebbiana, que replica o processo dos neurónios no cérebro humano. [81] Em consequência, foi desenvolvida investigação sobre redes neuronais artificiais. No entanto, quando Marvin Minsky e Seymour Papert demonstraram, em 1969, que os computadores não tinham capacidade de processamento para lidar com a carga de trabalho exigida por essas redes neuronais artificiais, este estudo estagnou. [82]

Com o programa AlphaGo da Google a derrotar o campeão mundial do jogo de tabuleiro Go em 2015, as redes neuronais artificiais voltaram a aparecer sob a forma de Aprendizagem Profunda. O Go é muito mais complicado do que o xadrez (por exemplo, existem 361 jogadas possíveis no Go na abertura, em comparação com apenas 20 no xadrez), e durante muito tempo pensou-se que os computadores nunca seriam capazes de derrotar os jogadores neste jogo. O desempenho excecional do AlphaGo foi possível graças à utilização de um tipo específico de rede neural artificial conhecido como Aprendizagem Profunda. [83]

Atualmente, a aprendizagem profunda e as redes neurais artificiais são a base da maioria das aplicações que reconhecemos como IA. Estas servem de base para os algoritmos de reconhecimento da fala que alimentam os altifalantes inteligentes, os automóveis autónomos e os algoritmos de reconhecimento de imagem do Facebook. No domínio da medicina dentária, assiste-se a um aumento da implementação da IA de várias formas, como o planeamento, o diagnóstico, a gestão, o tratamento, etc.

A IA está a revolucionar a periodontologia, oferecendo diagnósticos precisos, planos de tratamento personalizados e simplificando os fluxos de trabalho clínicos. Através de algoritmos avançados, a IA permite a deteção precoce de doenças periodontais, adapta as estratégias de tratamento às necessidades individuais dos pacientes e aumenta a eficiência dos procedimentos periodontais. Além disso, a investigação impulsionada pela IA acelera o desenvolvimento de novas modalidades de tratamento e estratégias preventivas, melhorando, em última análise, os resultados da saúde periodontal para os pacientes em todo o mundo.

CONSIDERAÇÕES BÁSICAS

1.1 O que é a IA?

A IA, num sentido básico, pode ser definida como "a capacidade de as máquinas realizarem tarefas que normalmente requerem inteligência humana". [84]

O intelecto é tão vital para nós que nos referimos a nós próprios como Homo sapiens, ou homem, o sábio. Há milhares de anos que estudamos a forma como os seres humanos pensam - ou seja, como uma pequena quantidade de matéria pode ver, compreender, antecipar e controlar um mundo que é muito maior e mais complexo do que ele próprio. A inteligência artificial, ou IA, dá um passo em frente e tem como objetivo criar seres sensíveis, para além de os compreender.

A IA é um dos domínios mais recentes da engenharia e da ciência. Após a Segunda Guerra Mundial, os trabalhos começaram efetivamente e o nome foi utilizado pela primeira vez em 1956. A IA é frequentemente mencionada como o "domínio em que mais gostaria de estar" por cientistas de várias áreas, juntamente com a biologia molecular.

Os estudantes de física podem, com razão, acreditar que Galileu, Newton, Einstein e outros já reivindicaram todos os melhores conceitos. Por outro lado, ainda há lugares disponíveis na IA para alguns Einsteins e Edisons a tempo inteiro.

Atualmente, a inteligência artificial (IA) inclui uma vasta gama de subdomínios, desde os gerais (aprendizagem e perceção) aos especializados (jogar xadrez, provar teoremas em matemática, criar poesia, conduzir um veículo numa zona congestionada e detetar doenças). A IA é um domínio que se aplica a todas as actividades intelectuais; é verdadeiramente universal.

Afirmámos que a inteligência artificial (IA) é excitante, mas não a definimos. O Quadro 1.1 enumera oito definições de IA, organizadas em duas dimensões: os pensamentos e o raciocínio são abordados na parte superior, o comportamento é abordado na parte inferior e o sucesso é medido em termos de fidelidade ao desempenho humano, à esquerda, e de racionalidade - um sistema é racional se atuar de forma racional tendo em conta o seu conhecimento - à direita.

Pensar humanamente	Pensar racionalmente
"O novo e excitante esforço para fazer com que os computadores pensem... máquinas com mente, no sentido pleno e literal." (Haugeland, 1985) "A automatização de actividades que associamos ao pensamento humano, actividades como a tomada de decisões, a resolução de problemas, a aprendizagem..." (Bellman, 1978)	"O estudo das faculdades mentais através da utilização de modelos computacionais." (Charniak e McDermott, 1985) "O estudo dos cálculos que tornam possível a perceção, o raciocínio e a ação." (Winston, 1992)
Agir humanamente "A arte de criar máquinas que realizam funções que requerem inteligência quando executadas por pessoas." (Kurzweil, 1990) "O estudo de como fazer com que os computadores façam coisas em que, atualmente, as pessoas são melhores." (Rich e Knight, 1991)	Agir de forma racional "A inteligência computacional é o estudo da conceção de agentes inteligentes". (Poole et al., 1998) "A IA . ... está preocupada com o comportamento inteligente em artefactos." (Nilsson, 1998)

Quadro 1.1 Definições de Inteligência Artificial organizadas em 4 categorias

Historicamente, as quatro metodologias de IA foram utilizadas, cada uma por uma pessoa diferente, utilizando uma técnica diferente. Uma ciência empírica que envolve observações e hipóteses do comportamento humano deve fazer parte de uma abordagem centrada no ser humano. A engenharia e a matemática são combinadas num método racionalista. Os diferentes grupos ajudaram-se e ridicularizaram-se mutuamente. Vejamos mais de perto cada uma das quatro estratégias:

Agir humanamente: A abordagem do Teste de Turing

Alan Turing desenvolveu o Teste de Turing em 1950, numa tentativa de dar uma definição operacional de inteligência que fosse satisfatória. No caso de um interrogador humano falhar o teste, um computador faz algumas perguntas escritas e é incapaz de distinguir entre respostas escritas de computadores e de seres humanos. Atualmente, constatamos que há muito trabalho a fazer para programar um computador para passar num exame rigoroso. As seguintes características teriam de estar presentes no computador:

• Pode comunicar com êxito em inglês graças ao processamento de linguagem natural;
• representação do conhecimento;
• raciocínio automatizado utilizando informações armazenadas para responder a perguntas e tirar novas conclusões;
• aprendizagem automática que a ajuda a adaptar-se a condições variáveis e a reconhecer e extrapolar padrões

O teste de Turing omitia propositadamente o contacto físico direto entre o computador e o interrogador, uma vez que a inteligência não pode ser demonstrada através da simulação física de um ser humano. O chamado Teste de Turing completo, no entanto, permite que o interrogador passe objectos tangíveis "através da escotilha" e incorpora uma transmissão de vídeo para avaliar a capacidade perceptiva do sujeito. Para que o computador passe no Teste de Turing completo, precisa de:

• robótica para mover e manipular objectos;
• visão computacional para detetar objectos.

A maior parte da IA é composta por estes seis domínios, e Turing deve ser elogiado por ter criado um teste que ainda hoje é aplicável, 60 anos depois.

Pensar humanamente: A abordagem da modelação cognitiva

Para podermos afirmar que um determinado programa pensa como um ser humano, precisamos de um método para identificar os processos de pensamento humano. Há três formas de o conseguir: através da introspeção, que consiste em tentar observar os nossos próprios pensamentos à medida que ocorrem; através de estudos psicológicos, que incluem a observação de pessoas em ação; e através de imagens cerebrais, que envolvem a observação do cérebro em ação. É possível representar uma teoria da mente como um programa de computador, desde que seja suficientemente exato. É evidente que alguns dos mecanismos do programa podem também estar a funcionar nas pessoas se o comportamento de entrada e saída do programa se assemelhar a um comportamento humano semelhante. Por exemplo, quando criaram o GPS, o "General Problem Solver" (Newell e Simon, 1961), Allen Newell e Herbert Simon não se contentaram apenas com o facto de o seu programa responder a problemas com precisão. Para eles, era mais importante comparar o rasto das suas fases de raciocínio com o de indivíduos humanos que enfrentam dificuldades semelhantes. A área interdisciplinar da ciência cognitiva constrói teorias exactas e verificáveis da mente humana, combinando modelos informáticos da inteligência artificial com métodos experimentais da psicologia. Segundo Wilson e Keil (1999), a ciência cognitiva é uma disciplina fascinante por si só, merecedora de vários livros de texto e, pelo menos, de uma enciclopédia. Ocasionalmente, discutiremos como os métodos de IA e a cognição humana são semelhantes ou diferentes. No entanto, a experimentação humana ou animal é a base de toda a verdadeira ciência cognitiva. No início do campo da inteligência artificial, havia muitos mal-entendidos sobre os vários métodos. Por exemplo, um autor poderia afirmar que, pelo facto de um algoritmo ter tido um bom desempenho num teste, era uma boa representação do desempenho humano, ou vice-versa. A diferença estabelecida pelos autores contemporâneos entre as duas categorias de afirmações acelerou o avanço das ciências cognitivas e da inteligência artificial. As duas disciplinas continuam a influenciar-se mutuamente; isto é especialmente verdade na visão por computador, onde os modelos computacionais são informados por dados neurofisiológicos.

Pensar racionalmente: A abordagem das "leis do pensamento"

Em 1965, estavam disponíveis programas que, teoricamente, podiam responder a todas as questões solucionáveis expressas em notação lógica. (O objetivo da chamada tradição logicista da inteligência artificial é desenvolver sistemas inteligentes através da expansão destes programas. Esta estratégia enfrenta dois desafios fundamentais. Em primeiro lugar, especialmente quando a informação não é totalmente certa, é difícil pegar no conhecimento informal e colocá-lo nas palavras formais exigidas pela notação lógica. Em segundo lugar, há uma grande diferença entre resolver um problema "em princípio" e resolvê-lo na prática. Mesmo problemas com apenas algumas centenas de factos podem esgotar os recursos computacionais de qualquer computador, a menos que este tenha alguma orientação sobre quais os passos de raciocínio a tentar primeiro. Embora estes dois obstáculos se apliquem a qualquer tentativa de construir sistemas de raciocínio computacional, surgiram primeiro na tradição logicista.

Agir de forma racional: A abordagem do agente racional

Um agente é simplesmente um agente (a palavra agente deriva do latim agere, que significa fazer). Todos os programas de computador executam, naturalmente, algumas tarefas, mas os agentes informáticos devem executar tarefas adicionais, como a operação autónoma, a perceção do ambiente, a persistência durante um longo período de tempo, a adaptação às mudanças e a criação e prossecução de objectivos. Quando um agente age de forma a maximizar o melhor resultado - ou, em caso de incerteza, o melhor resultado previsto - está a agir racionalmente. A ênfase da abordagem das "leis do pensamento" à IA estava em fazer deduções exactas. Fazer suposições exactas pode, ocasionalmente, ser uma componente do comportamento racional do agente, uma vez que o comportamento racional implica deduzir logicamente a probabilidade de sucesso de uma determinada ação e agir em conformidade. No entanto, a racionalidade não é o único requisito para uma inferência sólida; em algumas circunstâncias, não há nenhuma ação que possa ser provada como correcta, mas mesmo assim é necessário agir. Também é possível comportar-se logicamente de formas que não implicam tirar conclusões. Por exemplo, reagir instintivamente a um fogão quente é normalmente mais eficaz do que agir de forma mais lenta e ponderada. Um agente que possua todas as capacidades necessárias para o Teste de Turing também pode agir logicamente. Os agentes podem tomar decisões sensatas utilizando o raciocínio e a representação do conhecimento. Numa sociedade complexa, temos de ser capazes de produzir declarações coerentes em linguagem natural. A aprendizagem é importante para a erudição, mas também é importante para melhorar a nossa capacidade de comportamento produtivo. Em comparação com as outras abordagens, a abordagem do agente racional tem duas vantagens. Em primeiro lugar, uma vez que a inferência correcta é apenas uma das muitas vias potenciais para a racionalidade, é mais inclusiva do que a abordagem das "leis do pensamento". Em segundo lugar, é mais propícia ao avanço científico do que os métodos que se baseiam nas acções ou ideias dos seres humanos. É possível "desempacotar" o padrão de racionalidade para produzir projectos de agentes que sejam comprovadamente consistentes com ele. Trata-se de um padrão totalmente universal e matematicamente bem definido. Por outro lado, o comportamento humano é perfeitamente adequado a um único contexto e é, bem, definido por tudo o que as pessoas fazem. (Os excertos acima foram retirados de: 85. Stuart J. Russel, Peter Norvig (2010); Artificial_ Intelligence A modern Approach; 3th edition; PRENTICE HALL SERIES IN ARTIFICIAL INTELLIGENCE; Pearson)

1.2 Tipos de IA

Nesta nova era de avanços tecnológicos, é imperativo obter uma compreensão mais profunda de alguns termos-chave que são vitais para compreender o vasto campo da medicina dentária. Estes termos não são apenas a base da terminologia dentária, mas são também essenciais para compreender como a inteligência artificial (IA) melhora a qualidade dos cuidados. Ao estudar estes conceitos, podemos compreender melhor como a IA está a redefinir a forma como os profissionais de medicina dentária executam os procedimentos dentários. [86]

Aprendizagem automática (ML)

A expressão foi cunhada por Arthur Samuel em 1952. Em contraste com a IA simbólica, que se baseia em exemplos e não em regras estabelecidas pelo homem, o seu principal objetivo é permitir que as máquinas aprendam com os dados e resolvam os problemas sozinhas, sem a ajuda do homem· [86] Um ramo da ciência informática que constrói algoritmos guiados por dados. [52]

Aprendizagem profunda (DL)

Um ramo da aprendizagem automática em que os computadores identificam padrões nos dados; simboliza o desenvolvimento contemporâneo das redes neuronais e tornou possível abordar questões cada vez mais complicadas à medida que o poder de processamento e a tecnologia aumentaram. [86] Forma específica de aprendizagem baseada em algoritmos de redes neuronais. [52]

Rede Neural Artificial (RNA)

São constituídos por neurónios artificiais em rede que processam informações em reação a estímulos externos, ajudam as pessoas a absorver novas informações, resolvem problemas difíceis sem respostas computacionais óbvias e têm um desempenho melhor do que a programação convencional quando utilizados para análise e diagnóstico de imagens. [52, 86]

Rede Neural Convolucional (CNN)

São uma forma de aprendizagem profunda que permite aos computadores analisar fotografias reconhecendo e classificando componentes importantes. Têm um desempenho melhor do que os algoritmos de classificação convencionais na compreensão da complexidade das imagens e podem ser aplicados à deteção de doenças em medicina dentária. [86]

Redes Adversariais Generativas (GAN)

A aprendizagem profunda e a inteligência artificial tinham mudado em Goodfellow 2014. Os GAN são algoritmos generativos que se revelam promissores em aplicações como a síntese de modalidades cruzadas e o aumento de imagens. Aprendem a distribuição de dados reais para produzir imagens realistas. Em medicina dentária, são utilizadas para melhorar a qualidade das imagens radiográficas dentárias, que são cruciais para fazer diagnósticos precisos e desenvolver planos de tratamento adequados, bem como para criar imagens realistas de dentes e tecidos orais para aplicações no ensino, no planeamento de tratamentos e na visualização de casos clínicos. [86]

Sistema de apoio à decisão clínica (CDSS)

Um sistema de apoio à decisão clínica (CDSS) é um aparelho que consiste numa grande base de dados dinâmica de informações médicas e num mecanismo de saída de inferências. Os algoritmos do sistema baseiam-se na medicina baseada em provas e são implementados através de módulos de lógica médica. Atualmente, as clínicas dentárias estão a utilizar controlos de voz em conjunto com uma interface intuitiva para ajudar os profissionais de saúde a trabalhar de forma mais eficiente, poupando tempo e dinheiro. [52]

Realidade aumentada

Definida como "uma tecnologia que sobrepõe uma imagem gerada por computador à perspetiva que o utilizador tem do mundo real, dando assim uma visão composta". [86]

Realidade virtual

Uma reencenação gerada por computador de uma imagem ou ambiente tridimensional que pode ser comunicada, de forma aparentemente real ou física, por um indivíduo que utilize equipamento eletrónico único. [52]

1.3 IA na medicina dentária

O campo da medicina dentária tem sofrido avanços notáveis ao longo dos anos, adoptando tecnologias inovadoras que transformaram os cuidados dos doentes e os resultados dos tratamentos. Uma das tendências tecnológicas mais promissoras e transformadoras na medicina dentária é a integração da Inteligência Artificial (IA) em vários aspectos da prática dentária, incluindo a periodontia. A periodontia, um ramo especializado da medicina dentária que se centra na prevenção, diagnóstico e tratamento das doenças periodontais, tem beneficiado muito com a aplicação da IA. [8] Esta dissertação da biblioteca investiga a intersecção dinâmica da Inteligência Artificial, da periodontia e da medicina dentária em geral, explorando a forma como as abordagens orientadas para a IA estão a revolucionar o diagnóstico, o planeamento do tratamento, a gestão dos doentes e a investigação no domínio da medicina dentária.

A Inteligência Artificial, caracterizada pelo desenvolvimento de algoritmos e modelos computacionais que imitam as funções cognitivas humanas, surgiu como um fator de mudança em diversos sectores. Pode ser definida como uma máquina que percebe e analisa o seu ambiente e utiliza a aprendizagem e a inteligência para formular resultados e acções que optimizam as possibilidades de atingir objectivos definidos. [9]

Nos cuidados de saúde, a IA está a revelar-se um catalisador para melhorar a tomada de decisões clínicas, otimizar os fluxos de trabalho e, em última análise, melhorar os resultados dos pacientes. A sua integração na periodontia tem um potencial imenso para aumentar a precisão e a eficiência do diagnóstico e do tratamento das condições periodontais. Esta dissertação da biblioteca tem como objetivo fornecer uma visão abrangente das várias aplicações da IA no domínio da periodontia e da medicina dentária. Explora a forma como as ferramentas alimentadas por IA, como os algoritmos de aprendizagem automática e as redes neuronais, estão a ser utilizadas para analisar conjuntos de dados derivados de registos de pacientes [10], prestar assistência e intervenção dentária quando necessário [11], radiografias [12-14] e exames clínicos [15]. Estas aplicações auxiliam na deteção precoce de doenças periodontais, ajudando os clínicos a fazer diagnósticos atempados e precisos.

Ao processar grandes quantidades de dados, os algoritmos de IA ajudam os médicos dentistas a conceber planos de tratamento personalizados que consideram factores específicos do doente [14, 16], melhorando assim a eficácia do tratamento e optimizando os cuidados do doente. Além disso, a dissertação investiga o papel da IA na monitorização do progresso do doente após o tratamento, facilitando a gestão remota do doente e permitindo intervenções atempadas, se necessário.

No domínio da investigação, as metodologias orientadas para a IA estão a promover novos conhecimentos sobre a medicina dentária através da análise de conjuntos de dados em grande escala e da identificação de padrões que podem não ser evidentes através dos métodos tradicionais. Ao automatizar o processamento e a análise de dados, os investigadores podem acelerar a descoberta de novas abordagens terapêuticas e contribuir para o avanço geral da ciência periodontal.

À medida que a IA continua a permear o campo da medicina dentária, é essencial que os profissionais e investigadores de medicina dentária compreendam as oportunidades e os desafios que surgem com a sua integração. Esta dissertação da biblioteca não só destaca o potencial transformador da IA na periodontia, como também sublinha a importância das considerações éticas, da segurança dos dados e da necessidade de colaboração interdisciplinar no aproveitamento de todo o potencial da IA.

A Inteligência Artificial (IA) está a ganhar rapidamente importância no campo da medicina dentária devido ao seu potencial para revolucionar vários aspectos da prestação de cuidados de saúde oral. A importância da IA na medicina dentária decorre da sua capacidade para aumentar a tomada de decisões clínicas, melhorar a precisão do diagnóstico, otimizar os resultados do tratamento e melhorar as experiências dos pacientes. Medicina dentária de precisão, capacidades de diagnóstico, planeamento e simulação de tratamentos, gestão eficiente, cuidados centrados no paciente, ensino e educação, eis uma exploração mais profunda da importância da IA na medicina dentária:

Medicina dentária de precisão:

As tecnologias de IA permitem uma mudança de paradigma para a medicina dentária de precisão, em que os planos de tratamento são adaptados às necessidades específicas, preferências e características biológicas de cada paciente. Ao analisar grandes conjuntos de dados de informação do doente, incluindo registos clínicos [10, 17] imagens de diagnóstico [18-22] dados genómicos [23, 24] e resultados de tratamentos [25], os algoritmos de IA podem identificar padrões, correlações, robótica que pode ajudar a melhorar a precisão [17] e marcadores preditivos que informam abordagens de tratamento personalizadas. A medicina dentária de precisão engloba o planeamento de tratamentos personalizados, intervenções terapêuticas optimizadas e percursos de cuidados individualizados do doente, conduzindo a melhores resultados clínicos e à satisfação do doente.

Capacidades de diagnóstico melhoradas:

As ferramentas de diagnóstico baseadas em IA e os algoritmos de análise de imagens melhoram as capacidades de diagnóstico dos profissionais de medicina dentária, fornecendo avaliações precisas e atempadas das condições de saúde oral. Os algoritmos de aprendizagem automática treinados em vastos conjuntos de dados de imagens radiográficas [26-37], exames intra-orais e fotografias [19- 22, 29, 38, 39] e amostras histopatológicas [40-42] podem detetar anomalias subtis, identificar marcadores de doenças e classificar lesões com elevada sensibilidade e especificidade. Os sistemas de diagnóstico baseados na IA ajudam a detetar precocemente doenças orais como a cárie dentária [15, 43, 44] doenças periodontais, [12, 25, 27, 28, 30-36, 38, 39, 45, 99-101] e cancro oral, [41] permitindo uma intervenção rápida e medidas preventivas para atenuar a progressão da doença e melhorar os resultados do tratamento.

Planeamento e simulação de tratamentos:

A IA facilita o planeamento e a simulação virtual do tratamento através de sistemas de desenho assistido por computador (CAD) e de fabrico assistido por computador (CAM), permitindo aos profissionais de medicina dentária visualizar, simular e otimizar os planos de tratamento antes da sua implementação [46, 47]. Os algoritmos de IA analisam os dados do doente, incluindo impressões dentárias, exames CBCT e exames intra-orais e fotografias, para gerar modelos 3D da anatomia dentária, [44] simular resultados de tratamento [48] e fabricar restaurações e próteses específicas do doente [40, 50]. O planeamento virtual do tratamento aumenta a previsibilidade do tratamento, facilita a colaboração interdisciplinar e permite que os pacientes participem na tomada de decisões partilhada relativamente aos seus cuidados de saúde oral.

Eficiência da gestão de práticas:

As soluções de gestão de clínicas orientadas por IA simplificam as tarefas administrativas, optimizam a atribuição de recursos e melhoram a eficiência do fluxo de trabalho nas clínicas dentárias. Os sistemas automatizados de agendamento de consultas, comunicação com os pacientes, faturação e gestão do ciclo de receitas aliviam os encargos administrativos, reduzem os erros manuais e melhoram a produtividade da prática. [51] As plataformas de análise de IA fornecem informações accionáveis sobre o desempenho da clínica, a demografia dos pacientes e as métricas financeiras, permitindo que os profissionais de medicina dentária tomem decisões baseadas em dados, identifiquem oportunidades de melhoria e aumentem a rentabilidade da clínica.[20,21, 51, 52]

Cuidados centrados no doente:

As tecnologias de IA promovem cuidados centrados no paciente, melhorando a comunicação, o envolvimento e a capacitação ao longo de todo o processo de cuidados. As plataformas virtuais de formação em saúde, as ferramentas educativas interactivas e os chatbots orientados para a IA permitem que os pacientes assumam um papel ativo na gestão da sua saúde oral, na tomada de decisões informadas e na adesão aos planos de tratamento. As soluções de telessaúde e de monitorização remota alimentadas por IA permitem aos pacientes aceder a cuidados dentários especializados, receber apoio em tempo real e participar em consultas virtuais a partir do conforto das suas casas, promovendo a acessibilidade e a conveniência. [11, 51-53]

Ensino e educação:

A utilização da Inteligência Artificial (IA) no ensino e na educação em medicina dentária é muito promissora para melhorar os resultados da aprendizagem, melhorar a participação dos estudantes e preparar os futuros profissionais de medicina dentária para as complexidades da prática dentária moderna. A IA demonstrou ser capaz de ter um bom desempenho em exames destinados a estudantes de medicina dentária [54]. Com alguma formação, os modelos podem ser treinados para ajudar os estudantes e os dentistas a aprender e a ter acesso a mais informações e conhecimentos de uma forma mais rápida e eficiente. Ao aprofundar as aplicações, os benefícios e as implicações das abordagens baseadas na IA, podemos compreender melhor a forma como esta tecnologia está a remodelar o panorama dos cuidados dentários e da investigação, abrindo caminho a práticas dentárias mais precisas, eficientes e centradas no doente.

1.4 IA em Periodontologia

Na periodontologia, a integração da Inteligência Artificial (IA) é uma promessa imensa para revolucionar as abordagens de diagnóstico, tratamento e gestão das doenças periodontais. Relativamente às várias aplicações e utilizações da IA, estas devem ser agrupadas de acordo com os seguintes critérios:

Como é que a IA ajuda no estudo, quantificação e gestão da placa bacteriana; Como é que a IA ajuda na avaliação da perda óssea; Como é que a IA ajuda no diagnóstico de doenças periodontais como a gengivite e a periodontite; Como é que a IA ajuda nos implantes e várias outras aplicações da IA em periodontologia

IA no estudo, quantificação e gestão da placa bacteriana:

As tecnologias de IA oferecem soluções inovadoras para estudar [55], quantificar [8, 19, 29] e gerir a acumulação de placa bacteriana [11, 55, 56], um fator chave nas doenças periodontais [2]. As técnicas automatizadas de análise de imagem, alimentadas por algoritmos de IA, podem analisar imagens e exames intra-orais para quantificar com precisão os níveis de placa, os padrões de distribuição da placa e a composição da placa [8, 19, 29]. Ao fornecer avaliações objectivas e padronizadas da acumulação de placa bacteriana, os sistemas orientados por IA permitem aos periodontistas monitorizar os níveis de higiene oral, avaliar a eficácia do tratamento e personalizar estratégias preventivas para pacientes individuais [11, 55, 56]. Além disso, as aplicações móveis e os dispositivos portáteis alimentados por IA podem fornecer feedback em tempo real e recomendações personalizadas para melhorar as práticas de higiene oral e reduzir a acumulação de placa bacteriana, permitindo que os pacientes assumam um controlo proactivo da sua saúde oral.

IA na avaliação da perda óssea:

A IA desempenha um papel crucial na avaliação da perda óssea, uma caraterística das doenças periodontais que pode ter um impacto significativo no planeamento e prognóstico do tratamento. Os algoritmos orientados para a IA analisam imagens radiográficas, tais como radiografias panorâmicas dentárias (OPGs) e tomografias computorizadas de feixe cónico (CBCT), para quantificar com precisão a perda óssea alveolar e identificar anomalias na morfologia óssea. [13, 27, 30 - 32, 57,-59, 92]. Ao tirar partido das técnicas de aprendizagem automática, os modelos de IA podem detetar alterações subtis na densidade e morfologia ósseas, permitindo a deteção precoce da perda óssea e a intervenção atempada para evitar uma maior destruição do tecido periodontal. A IA também demonstrou ser comparável ou melhor do que um especialista em medicina dentária na medição da perda óssea. [57] Além disso, as soluções de software com IA podem facilitar a reconstrução tridimensional (3D) de estruturas periodontais e a simulação virtual de procedimentos de enxerto ósseo, ajudando os periodontistas no planeamento do tratamento e na colocação de implantes em casos de perda óssea grave.

IA no diagnóstico das doenças periodontais:

As ferramentas de diagnóstico baseadas em IA melhoram a precisão e a eficiência do diagnóstico de doenças periodontais, incluindo gengivite [8, 39, 45, 60-65, 101] e periodontite [8, 18, 28, 45, 66, 67]. Os algoritmos de IA baseados em imagens analisam gráficos periodontais, radiografias e dados clínicos para detetar sinais precoces de inflamação dos tecidos periodontais, hemorragia gengival, profundidade das bolsas e perda de inserção. Ao quantificar os parâmetros periodontais e identificar os níveis de gravidade da doença, os sistemas de diagnóstico com IA ajudam os periodontistas na deteção precoce, classificação e avaliação do risco das doenças periodontais, facilitando a intervenção atempada e o planeamento personalizado do tratamento. Além disso, os sistemas de apoio à decisão com IA fornecem recomendações baseadas em provas para a terapia periodontal, ajudando os clínicos a selecionar as modalidades de tratamento adequadas e a monitorizar a progressão da doença ao longo do tempo.

IA em implantes:

As tecnologias de IA revolucionam a implantologia dentária ao otimizar o planeamento do tratamento, a colocação cirúrgica e a gestão pós-operatória dos implantes dentários. O software de planeamento de tratamento orientado por IA analisa a anatomia do paciente, a densidade óssea e os parâmetros periodontais para simular cenários virtuais de colocação de implantes, prever a estabilidade dos implantes e recomendar posições e orientações ideais para os implantes. Ao tirar partido dos algoritmos de aprendizagem automática, os sistemas de navegação cirúrgica alimentados por IA fornecem orientação e feedback em tempo real durante os procedimentos de colocação de implantes, garantindo um posicionamento preciso e exato dos implantes e minimizando as complicações cirúrgicas. [68-72]. Além disso, as soluções de monitorização pós-operatória baseadas em IA permitem a avaliação remota da estabilidade do implante, da osteointegração e da saúde dos tecidos peri-implantares, facilitando a deteção precoce de complicações e estratégias de intervenção personalizadas para otimizar as taxas de sucesso dos implantes a longo prazo. A IA também demonstrou ser capaz de reconhecer com maior precisão os sistemas de implantes utilizados a partir de imagens dentárias. [70]

Outras aplicações da IA em periodontologia:

As plataformas de envolvimento dos pacientes baseadas em IA e as ferramentas educativas melhoram a comunicação entre periodontistas e pacientes, permitindo que os indivíduos participem ativamente na gestão da sua saúde oral. Os chatbots e os assistentes virtuais alimentados por tecnologias de IA fornecem informações personalizadas sobre saúde oral, lembretes de tratamento e instruções pós-operatórias aos pacientes, facilitando a adesão aos regimes de tratamento e promovendo a literacia em saúde oral. Além disso, os recursos educativos com IA, como vídeos interactivos, tutoriais e simulações de realidade virtual, melhoram a compreensão do paciente sobre as doenças periodontais, as opções de tratamento e as medidas preventivas, promovendo a tomada de decisões informadas e a capacitação do paciente. [11, 14, 28, 52, 73]

As plataformas educativas e os módulos de formação orientados para a IA melhoram a educação contínua e o desenvolvimento profissional dos periodontistas e dos profissionais de medicina dentária. A IA já provou a sua competência na parte teórica.[54] As simulações de realidade virtual, as aplicações de realidade aumentada e as plataformas de aprendizagem em linha alimentadas por tecnologias de IA proporcionam experiências de aprendizagem imersivas e interactivas, permitindo que os periodontistas pratiquem competências clínicas, aperfeiçoem técnicas cirúrgicas e se mantenham actualizados sobre os últimos avanços em periodontologia. Além disso, os sistemas de aprendizagem adaptativa com IA personalizam os conteúdos educativos, o ritmo e as avaliações de acordo com os estilos de aprendizagem e níveis de proficiência individuais, facilitando o desenvolvimento de competências e a aprendizagem ao longo da vida na prática periodontal.

[53]. A IA também pode ser utilizada para a automatização de tarefas mundanas, como a faturação, a criação de registos, etc. [74]

Em resumo, as aplicações de IA em periodontologia abrangem uma vasta gama de funcionalidades, incluindo a quantificação da placa bacteriana, a avaliação da perda óssea, o diagnóstico de doenças e a implantologia dentária. Ao aproveitar o poder das tecnologias orientadas para a IA, os periodontistas podem melhorar a precisão do diagnóstico, a precisão do planeamento do tratamento e os resultados para os pacientes na gestão das doenças periodontais e dos implantes dentários. No entanto, os esforços contínuos de investigação, validação e integração são essenciais para garantir a fiabilidade, a escalabilidade e a utilização ética da IA na prática periodontal.

1.5 Métodos

O Harzing's Publish or Perish (Versão 8_1ª versão de novembro de 2021; actualizada até à versão 8.12.4612.8838) foi utilizado para pesquisar literatura. A pesquisa foi efectuada em "Google Scholar", "Crossref", "PubMed", "Scopus" e "Web of Science". Os termos de pesquisa utilizados foram: "AI"; "Artificial Intelligence"; "gingivitis"; "periodontology"; "periodontitis"; "periodontium"; "plaque"; "dentistry"; "histopathology"; "patient care";

"implant"; "implants"; "alveolar"; "CBCT"; "CAD"; "CAM". Os termos de pesquisa colocados na lista negra foram: "amelogenesis imperfecta"; "carotid"; "artery"; "heart" para eliminar falsos resultados que resultaram de "AI" e "plaque". A pesquisa foi efectuada com uma mistura de termos de pesquisa, como se segue:

1. "AI" | "Artificial Intelligence" AND (periodontology | gingivitis | periodontitis | plaque | periodontium), - "amelogenesis imperfecta" - "carotid" - "heart" - "artery"

2. "AI" | "Artificial Intelligence" AND "dentistry" AND (periodontology | gingivitis | periodontitis | plaque | periodontium), - "amelogenesis imperfecta" - "carotid" - "heart" - "artery"

3. "AI" | "Artificial Intelligence" AND "dentistry" AND (periodontology | gingivitis | periodontitis | plaque | periodontium), "histopathology" - "amelogenesis imperfecta" - "carotid" - "heart" - "artery"

4. "AI" | "Artificial Intelligence" AND "dentistry" AND (periodontology | gingivitis | periodontitis | plaque | periodontium), "patient care" - "amelogenesis imperfecta" - "carotid" - "heart" - "artery"

5. "AI" | "Artificial Intelligence" AND "dentistry" AND (periodontology | gingivitis | periodontitis | plaque | periodontium), "implant"|"implants" - "amelogenesis imperfecta" - "carotid" - "heart" - "artery"

6. "AI" | "Artificial Intelligence" AND "dentistry" AND (periodontology | gingivitis | periodontitis | plaque | periodontium), "alveolar" - "amelogenesis imperfecta" - "carotid" - "heart" - "artery"

7. "AI" | "Artificial Intelligence" AND "dentistry" AND (periodontology | gingivitis | periodontitis | plaque | periodontium), "CBCT" - "amelogenesis imperfecta" - "carotid" - "heart" - "artery"

8. "AI" | "Artificial Intelligence" AND "dentistry" AND (periodontology | gingivitis | periodontitis | plaque | periodontium), "CAD"|"CAM" - "amelogenesis imperfecta" - "carotid" - "heart" - "artery"

Os artigos relevantes foram recolhidos e analisados para posterior revisão da literatura.

REVISÃO DA LITERATURA

O periodonto normal fornece o suporte necessário para manter os dentes em função. A gengiva, o ligamento periodontal, o cemento e o osso alveolar são os seus quatro constituintes principais. [2]

A Inteligência Artificial (IA) surgiu como uma tecnologia transformadora com o potencial de revolucionar vários sectores, incluindo os cuidados de saúde. Na medicina dentária, a IA é promissora para aumentar a precisão do diagnóstico, otimizar o planeamento do tratamento, melhorar os cuidados prestados aos pacientes e simplificar a gestão da clínica. À medida que os profissionais de medicina dentária procuram soluções inovadoras para dar resposta às necessidades e desafios em constante evolução da prestação de cuidados de saúde oral, a IA tem suscitado um interesse crescente como ferramenta para aumentar as capacidades clínicas e melhorar os resultados.

No domínio da medicina dentária, a integração da IA e da periodontologia destaca-se como uma especialidade. Por exemplo, os algoritmos de IA podem analisar dados clínicos, incluindo gráficos periodontais [87], imagens e radiografias [19, 30] **31-36, 39, 48, 66, 88-91** deteção of doenças periodontais **1,16, 22, 23, 37, 48, 49, 52-56, 77, 78, 82, 84-88** and histórias de pacientes

para identificar padrões [38, 73, 92] e prever a progressão da doença [8, 28, 38] Ao tirar partido da IA, os periodontistas podem otimizar os resultados do tratamento, minimizar as complicações e melhorar a saúde oral a longo prazo dos pacientes com doenças periodontais.

O aparecimento da IA na periodontologia e na medicina dentária em geral é uma das novas modalidades mais promissoras no diagnóstico, tratamento e acompanhamento.

Uma revisão da literatura sobre Inteligência Artificial (IA) em periodontologia e medicina dentária revela um campo em expansão com aplicações promissoras em vários aspectos dos cuidados de saúde oral. Desde o aumento da precisão do diagnóstico nas doenças periodontais até à otimização do planeamento do tratamento e da gestão da prática, as tecnologias orientadas para a IA oferecem oportunidades transformadoras para melhorar os resultados dos pacientes e fazer avançar a prática dentária. Ao sintetizar os resultados da investigação atual, identificando tendências emergentes e abordando desafios como a qualidade dos dados, a interpretabilidade e as considerações éticas, as revisões da literatura fornecem informações valiosas sobre o potencial impacto da IA na prestação de cuidados periodontais e na educação dentária. Esta secção de revisão da literatura sintetiza os resultados de artigos seleccionados em várias aplicações de IA em periodontologia e medicina dentária, incluindo algoritmos de diagnóstico, ferramentas de planeamento de tratamentos, simulações virtuais, soluções de gestão de práticas e plataformas educativas. Cada subsecção discute as principais conclusões, metodologias, pontos fortes, limitações e implicações para a prática clínica e a investigação. As subsecções são mencionadas abaixo:

- Literatura relacionada com a placa

- Literatura relacionada com a quantificação óssea
- Literatura relacionada com a gengivite
- Literatura relacionada com implantes
- Diversos

1.6 Literatura relacionada com a placca

1.6.1 Kevin Carter et al (2004) [19] efectuaram um estudo na Faculdade de Medicina Dentária da Universidade de Birmingham, St Chad's Queensway, Birmingham, para avaliar a acumulação de placa bacteriana nos dentes. Um total de 25 indivíduos adultos foram recrutados na instituição.

Demonstraram um processo totalmente automatizado de extração de características de fotografias codificadas utilizando o espaço de cor Hue, saturation, intensity (HIS), com base na análise discriminante. A vantagem desta área é o facto de permitir a separação da informação de cor nas imagens de uma forma semelhante ao sistema visual humano. Ao comparar a metodologia com técnicas mais convencionais de classificação de placas, os investigadores encontraram uma série de desvantagens e vantagens.
Referiram também as limitações. O custo inicial da instalação é elevado. A primeira despesa é uma câmara digital com um flash de anel para garantir que a cena é iluminada uniformemente. Para compensar a paralaxe e a curvatura, as superfícies linguais e os dentes posteriores podem ser avaliados com espelhos e calibração espacial. As medições de imagens digitais são bidimensionais, enquanto os tecidos orais são tridimensionais. Claramente, este facto impossibilita a avaliação da quantidade de placa bacteriana acumulada nas superfícies interproximais dos dentes. Utilizando a tecnologia de digitalização 3D, é possível empregar a calibração espacial da imagem para compensar a curvatura das superfícies dos dentes, mas o processo torna-se demasiado complexo para uma utilização clínica padrão.

O potencial de automatização, a repetibilidade e o carácter quantitativo dos resultados constituem o balanço favorável do método. Os depósitos de placa nos tecidos gengivais podem ser medidos com esta técnica, o que não é possível com a grande maioria dos sistemas de pontuação de índices. Não é possível concluir a partir deste estudo se os depósitos de placa gengival e os indicadores inflamatórios gengivais estão associados, mas é necessária mais investigação para responder a esta questão.
Conseguiram a quantificação automática da placa dentária através da fusão de fotografias que foram reveladas e das que não foram (tiradas utilizando um dispositivo de posicionamento para ajudar no registo da imagem), mantendo apenas a placa revelada que cobre as superfícies dos dentes. As vantagens adicionais incluem a capacidade de arquivar fotografias para comparações posteriores em estudos longitudinais e o fornecimento de feedback imediato aos pacientes.
Em resumo, este sistema oferece uma alternativa automatizada, objetiva e quantitativa aos índices existentes para identificar e realçar as áreas do dente e da gengiva que estão cobertas por placa bacteriana. Além disso, é uma forma desejável de monitorizar a eficácia das escovas de dentes manuais e eléctricas e dos produtos anti-placa.

1.6.2 Wenzhe You et al (2020) [29] realizaram um estudo para conceber um modelo de inteligência artificial (IA) baseado na aprendizagem profunda para detetar a placa bacteriana nos dentes decíduos e avaliar a precisão do diagnóstico do modelo.

A placa bacteriana, sendo um precursor de muitas doenças orais (por exemplo, cáries, gengivite e periodontite)[93] , a sua deteção é importante para a manutenção da saúde oral das crianças. [94, 95]
A placa dentária é normalmente medida através de índices que dependem da espessura da placa ou da área do dente coberta pelos médicos que utilizam um explorador ou uma solução reveladora. [96, 97]. No entanto, estas técnicas de avaliação são demoradas e incómodas, sobretudo se as crianças não colaborarem. A equipa foi pioneira num estudo que utiliza redes para detetar a placa dentária com base num conjunto de dados de fotografias de dentes decíduos. Avaliaram também o desempenho de diagnóstico de um sistema de IA que utiliza a aprendizagem profunda para detetar a placa dentária nas superfícies dos dentes decíduos. Os resultados não revelaram diferenças estatisticamente significativas na capacidade do modelo de IA e do especialista humano para diagnosticar a placa dentária nos dentes principais. A equipa chegou à conclusão de que, quando comparado com um pediatra dentista qualificado, o desempenho do modelo de IA na identificação da placa dentária nos dentes decíduos era clinicamente aceitável. O potencial desta tecnologia de IA para ajudar a melhorar a saúde oral pediátrica é demonstrado por esta descoberta.

1.6.3 Juan Xu et al (2023) [11] realizaram um estudo para comparar a eficácia do controlo da placa bacteriana entre 2 grupos de pacientes. A um grupo, o grupo de controlo, foi atribuído pessoal de enfermagem com formação especial para prestar intervenções e cuidados de enfermagem de rotina. Ao outro grupo, o grupo de observação, foram dadas intervenções sistémicas de cuidados orais com base nos resultados das observações e saídas dadas por um sistema de IA após o processamento de imagens intra-orais. Após a intervenção, registou-se uma melhoria substancial ($P < 0,05$) no índice gengival, no índice de sangramento gengival, na profundidade de sondagem da bolsa periodontal e no índice de placa bacteriana em ambos os grupos. De forma notável, o grupo de observação superou o grupo de controlo. Em conclusão, a equipa mostrou como um modelo de IA, utilizando um sistema de deteção de placa baseado na CNN, pode resolver o problema do controlo da placa bacteriana nos pacientes. A intervenção fornecida através do sistema automatizado de IA mostra-se promissora e eficaz no controlo da placa bacteriana e nos cuidados aos doentes.

1.6.4 Büşra Yüksel et al (2023) [55] realizaram um estudo para avaliar a precisão do diagnóstico de um sistema de inteligência artificial (IA) que emprega a aprendizagem profunda para identificar a placa dentária, utilizando um conjunto de dados constituído por fotografias de dentes permanentes. Recolheram fotografias para treinar o sistema de IA e também tiveram outro dentista para rever as imagens. Nos resultados, o sistema de IA mostrou um desempenho superior no nosso estudo com uma precisão de 82%, 84% de sensibilidade, 83% de pontuação F1, 87% de exatidão e 89% de especificidade na deteção de placa bacteriana. Concluíram que o algoritmo de IA que desenvolveram alcançou resultados promissores e demonstrou um desempenho clinicamente aceitável na deteção de placa bacteriana em comparação com um dentista.

1.6.5 Man Yang et al (2024) [56] efectuaram um estudo para investigar o impacto de um sistema de orientação da escovagem dos dentes na melhoria da remoção da placa dentária em crianças em idade pré-escolar. Neste estudo, seleccionaram um grupo de 124 crianças saudáveis, com idades compreendidas entre os 3 e os 5 anos, após tratamento no Centro de Odontopediatria do Hospital Estomatológico de Jinzhou (JinZhou, Província de Liaoning, China). Seguiu-se um acompanhamento para verificar e identificar a modificação de Turesky do índice de placa de Quigley-Hein (TMQHPI).

O grupo de estudo foi distribuído aleatoriamente por um grupo experimental, no qual receberam orientação constante sobre a escovagem inteligente dos dentes, utilizando um dispositivo de orientação de escovagem dos dentes especialmente concebido para o efeito, e por um grupo de controlo, que utilizou técnicas de escovagem manual.

Foi confirmada uma diferença significativa na taxa média de eliminação da placa bacteriana entre os grupos experimental e de controlo.

Concluíram que o estudo indica claramente que um método desenvolvido de guia de escova de dentes melhorou efetivamente a taxa de remoção da placa bacteriana em comparação com a escova de dentes manual, especificamente em áreas de difícil acesso como a língua e o palato.

1.7 Literatura relacionada com a quantificação óssea

1.7.1 Nektarios Tsoromokos et al (2022) [32] realizaram um estudo piloto para desenvolver uma análise automática de radiografias periapicais de pacientes com e sem periodontite para a percentagem de perda óssea alveolar (ABL) nas superfícies aproximadas dos dentes, utilizando um modelo de aprendizagem automática supervisionado, ou seja, redes neurais convolucionais (CNN).

Após o estudo, concluíram que um algoritmo treinado pela CNN em imagens radiográficas mostrou um desempenho de diagnóstico com fiabilidade moderada a boa para detetar e quantificar %ABL em radiografias periapicais.

1.7.2 Bilge Cansu Uzun Saylan et al (2023) [27] **efectuaram** um estudo para avaliar a eficácia dos modelos de IA na identificação da perda óssea alveolar como presente ou ausente em diferentes regiões. Para tal, foram gerados modelos de perda óssea alveolar utilizando o modelo YOLO-v5 baseado em PyTorch implementado através do software CranioCatch.

O resultado foi que o modelo teve um desempenho aceitável para o diagnóstico de PBL ligeira a moderada (sensibilidade ponderada 0,23, pontuação F1 ponderada 0,29) e foi capaz de obter um diagnóstico em tempo real. No entanto, revelou-se incapaz de diagnosticar PBL grave (sensibilidade, precisão e pontuação F1 = 0).

Chegaram à conclusão de que o modelo de aprendizagem automática (ML) de IA treinado conduziu a um modelo ML que automatiza o diagnóstico da perda óssea periodontal em radiografias panorâmicas com um desempenho aceitável. A continuação da formação e os avanços na tecnologia de IA podem melhorar o processo de diagnóstico automático.

1.7.3 Hakan Amasya et al (2023) [58] realizaram um estudo retrospetivo com o objetivo de desenvolver um software de inteligência artificial (IA) baseado na Web (DiagnoCat)[98] para a deteção de perda óssea periodontal em radiografias panorâmicas e avaliar o desempenho do modelo comparando-o com os resultados dos médicos. Foram treinados modelos separados para a deteção de perdas ósseas dentárias e periodontais. O objetivo do primeiro modelo era detetar dentes, segmentar as suas máscaras e definir a sua numeração, tendo sido desenvolvido com a Mask R-CNN, utilizando a ResNet-101 pré-treinada como espinha dorsal. O segundo modelo foi baseado na arquitetura Cascade R-CNN e utilizado para a previsão da perda óssea. Três clínicos avaliaram cerca de 100 radiografias para identificação de dentes e perda óssea periodontal, separadamente. Os valores de kappa de Fleiss entre os três observadores variaram de 0,79 a 1,00 para o estado do dente e de 0,00 a 1,00 para a avaliação periodontal. Na verdade terrestre, para resultados binários, 76,5% dos dentes estavam presentes, enquanto a perda óssea foi determinada em 64,44% do total de superfícies aproximadas presentes. O padrão de perda óssea horizontal foi o padrão de perda óssea mais comum.

Nos resultados binários, o escore F global e os coeficientes Kappa de Cohen foram 0,948 e 0,933, respetivamente, para as condições dentárias, e 0,985 e 0,956 para a perda óssea, respetivamente. Para as condições dentárias, o maior F-score foi obtido na região dos molares superiores (0,964), enquanto o menor foi encontrado na região anterior da maxila (0,919).

Para a deteção de perda óssea, o maior F-score foi alcançado na região dos pré-molares inferiores (0,988), enquanto o menor foi encontrado na região dos molares inferiores (0,979). A maior precisão foi encontrada nas regiões pré-molar e anterior da mandíbula (0,980) para as condições dos dentes. A maior precisão foi encontrada nas superfícies dos pré-molares inferiores (0,985) para a deteção de perda óssea ($p < 0,05$).

Assim, chegaram à conclusão de que a utilização de um software de IA baseado na Web (DiagnoCat) pode ser benéfica na deteção da perda óssea periodontal em radiografias panorâmicas. Os sistemas de apoio à decisão clínica podem ajudar a avaliar resultados alternativos para além do motivo principal da imagiologia. A utilização deste tipo de software pode melhorar a qualidade do serviço.

1.7.4 Shankargouda Pati et al (2023) [59] efectuaram uma revisão sistemática para avaliar a eficácia dos modelos de IA na deteção da perda óssea periodontal radiográfica (PBL) e a precisão na classificação das lesões.

Os autores realizaram uma pesquisa eletrónica na PubMed, Scopus e Web of Science para artigos publicados até agosto de 2022. Foram incluídos artigos que avaliaram a eficácia da IA na determinação do PBL. Os autores avaliaram os artigos usando a ferramenta de Avaliação da Qualidade para Estudos de Precisão Diagnóstica. Eles usaram os critérios de Avaliação, Desenvolvimento e Avaliação da Classificação de Recomendações para avaliar a certeza das evidências.

Dos 13 artigos identificados através da pesquisa eletrónica, 6 estudos cumpriram os critérios de inclusão, utilizando uma variedade de algoritmos de IA e diferentes modalidades, incluindo radiografias panorâmicas e intra-orais. Os resultados medidos foram a sensibilidade, a especificidade, a exatidão e a precisão dos pixels. Embora alguns estudos não tenham encontrado diferenças substanciais entre a IA e o desempenho dos médicos dentistas, outros mostraram a superioridade da IA na deteção de PBL. As evidências sugerem que a IA tem o potencial de ajudar na deteção de PBL e na classificação de doenças periodontais. No entanto, é necessária mais investigação para normalizar os algoritmos de IA e validar a sua utilidade clínica.

Chegaram à conclusão de que, embora a utilização da IA possa oferecer alguns benefícios na deteção e classificação de doenças periodontais, o baixo nível de provas e o desempenho inconsistente dos algoritmos de IA sugerem que se deve ter cuidado ao considerar a utilização de modelos de IA no diagnóstico de PBL

1.7.5 Asmhan Tarqi et al (2023) [99] realizaram uma revisão sistémica para avaliar a eficácia da IA no diagnóstico da perda óssea periodontal através da análise radiográfica.

Cinco bases de dados - PubMed, ScienceDirect, Scopus, Health and Medical Collection, Dentistry e Oral
Sciences - foram utilizados na pesquisa bibliográfica. Para obter os artigos, foi utilizado um determinado conjunto de palavras-chave. Os artigos elegíveis foram filtrados utilizando as normas PRISMA. O desenho de cada estudo elegível, a dimensão da amostra, o tipo de software de IA e os resultados foram examinados. A pontuação da força da evidência foi avaliada utilizando a lista de verificação de estudos de diagnóstico CASP.

As normas PRISMA determinaram que sete artigos estavam qualificados para revisão. Quatro dos sete estudos qualificados (7-8/9) obtiveram pontuações elevadas de força de evidência CASP. As classificações de força de evidência CASP dos restantes estudos variaram entre 3,5 e 6,5 em 9. Entre as investigações publicadas, a especificidade e a sensibilidade mais elevadas foram 98,1% e 94%, respetivamente, e a área máxima sob a curva foi 94%, sendo a pontuação F1 mais elevada 91%.
Chegaram à conclusão de que a utilização da radiografia e da IA para detetar a perda óssea periodontal é uma abordagem bem sucedida. No entanto, antes de esta técnica ser incorporada no tratamento dentário padrão, é necessário efetuar mais investigação clínica.

1.7.6 Chin-Chang Chen et al (2023) [13] realizaram um estudo para propor um novo modelo de conjunto de aprendizagem profunda (DL) baseado em algoritmos de rede neural convolucional profunda (CNN) para prever a posição do dente, detetar a forma, detetar o nível ósseo interproximal restante e detetar a perda óssea radiográfica (RBL) utilizando radiografias periapicais e bitewing.

Analisaram estudos anteriores e concluíram que a investigação anterior sobre a utilização da arquitetura CNN profunda, juntamente com a identificação e deteção do nível de osso periodontal a partir de imagens de amostra limitadas e tempo de acompanhamento, fez com que a precisão não se aproximasse o suficiente do diagnóstico dos dentistas.[33-36] Em condições ideais, o modelo CNN bem treinado deve atingir aproximadamente 90% na deteção de vários tipos de imagens dentárias.

O estudo conduziu a um modelo de conjunto treinado por DL cuja precisão foi de aproximadamente 90% para radiografias periapicais. A precisão da deteção da posição do dente foi de 88,8%, a deteção da forma do dente foi de 86,3%, a deteção do nível ósseo periodontal foi de 92,61% e a deteção da perda óssea radiográfica foi de 97,0%. Os modelos de IA foram superiores aos valores médios de precisão de 76% a 78% quando a deteção foi efectuada por dentistas. Concluíram que o modelo de conjunto treinado por DL proposto fornece uma base fundamental para a deteção radiográfica e um complemento valioso para o diagnóstico periodontal. A elevada precisão e fiabilidade indicam o forte potencial do modelo para melhorar o desempenho clínico profissional e criar serviços de saúde dentária mais eficientes.

1.7.7 I-Hui Chen et al (2024) [31] realizaram um estudo para avaliar a perda óssea periodontal e o estágio da periodontite em radiografias periapicais dentárias usando redes neurais convolucionais profundas (CNNs). Foram recolhidas e desidentificadas 336 imagens radiográficas periapicais (dentes: 390) entre janeiro de 2017 e dezembro de 2019. Todos os conjuntos de dados de imagens radiográficas periapicais foram divididos em conjunto de dados de treino (n Z 82, dentes: 123) e conjunto de dados de teste (n Z 336, dentes: 390).

Os resultados foram que o desvio do grau de perda óssea periodontal entre o método proposto e a verdade fundamental estabelecida pelos três periodontistas foi de 6,5%. Para além disso, o valor global do PCC do nosso sistema proposto e dos diagnósticos dos periodontistas foi de 0,828 ($P < 0,01$). A exatidão total do diagnóstico do método proposto foi de 72,8 %. A exatidão do diagnóstico foi mais elevada para o estádio III (97,0 %).

Concluíram que esta ferramenta ajuda no diagnóstico e evita a omissão, o que pode ser especialmente útil para os médicos mais jovens e inexperientes e para os médicos dos países subdesenvolvidos. Poderá também reduzir drasticamente a carga de trabalho dos médicos e o acesso atempado a cuidados periodontais para pessoas que necessitem de tratamento periodontal avançado.

1.8 Literatura relacionada com a gengivite

1.8.1 Vicky Ariandi et al (2018) [62] realizaram um estudo que teve como objetivo construir e otimizar o modelo de análise de classificação para o diagnóstico de Gengivite.

A abordagem da rede neural artificial (RNA), optimizada através da lógica difusa e do método de regressão linear múltipla (RLM), foi utilizada para construir o modelo de análise de classificação.

Chegaram à conclusão de que o modelo de análise de classificação ANN fornece um diagnóstico bastante excelente da doença. A conclusão da análise demonstra o papel fundamental que a lógica difusa desempenha na criação do padrão de regras de diagnóstico. Com uma taxa de precisão de 94,2%, o desempenho da LMR produz resultados adequados para caraterizar a relação entre os padrões de análise de dados. As conclusões do estudo mostram que a abordagem do LMR e o modelo de análise ANN optimizado pela lógica difusa funcionam bastante bem quando se trata de resolver problemas de diagnóstico de gengivite. Com base nos resultados deste estudo, o modelo de análise que é optimizado com o método da lógica difusa e o LMR contribui para maximizar o processo de diagnóstico da gengivite.

1.8.2 Wen Li et al (2019) [61] realizaram um estudo em que investigaram um método baseado na visão computacional [102-110] e no processamento de imagens [111-119] para classificar os tipos de dentes em imagens dentárias utilizando a equalização do histograma adaptativo limitado ao contraste (CLAHE), a matriz de coocorrência de nível cinzento (GLCM),22 e a máquina de aprendizagem extrema (ELM).

Ao contrário dos métodos convencionais, o método proposto é vantajoso na obtenção de uma elevada precisão de classificação sem a necessidade de uma segmentação precisa dos dentes. Os métodos de aprendizagem profunda, como os autoencoders e as redes neurais convolucionais [120-123], não foram utilizados.

O objetivo do seu estudo era propor uma estrutura robusta para a segmentação e classificação de diferentes estruturas anatómicas de tecidos moles gengivais a partir de imagens, tanto em termos de precisão como de eficiência. As experiências demonstram que a sensibilidade, a especificidade, a precisão e a exatidão médias do seu método são de 75%, 73%, 74% e 74%, respetivamente. Concluíram que a combinação de CLAHE, GLCM e ELM é um método eficiente e preciso, que investigaram para classificar tipos de dentes e diagnosticar a gengivite. Ao contrário dos métodos convencionais, não exigiu uma segmentação precisa dos dentes antes da classificação. Após o processamento e análise experimental, a sua investigação foi mais precisa e sensível do que as abordagens mais avançadas.

1.8.3 Dima M. Alalharith et al (2020) [60] desenvolveram e avaliaram as técnicas mais avançadas de deteção e reconhecimento de objectos e algoritmos de aprendizagem profunda para a deteção automática de doença periodontal em pacientes ortodônticos utilizando imagens intra-orais.

De acordo com a equipa, este estudo provou a viabilidade de modelos de aprendizagem profunda para a deteção e diagnóstico de gengivite em imagens intra-orais. Por conseguinte, este facto realça a sua potencial utilização no domínio da medicina dentária e ajuda a reduzir a gravidade da doença periodontal a nível mundial através de um diagnóstico preventivo não invasivo.

1.8.4 Guan-Hua Li et al (2021) [101] realizaram um estudo para treinar o computador a identificar os locais de doenças inflamadas ao nível dos píxeis através de uma abordagem de aprendizagem profunda.

Recolheram 337 e 110 imagens para treino e validação, respetivamente, a partir de fotografias intra-orais padrão de 110 pacientes e de forma aleatória. As imagens recolhidas foram classificadas em quatro níveis de estado de saúde (saudável, saudável questionável, doente questionável e doente) e verificadas por um especialista em medicina dentária com mais de 15 anos de experiência clínica. A arquitetura de segmentação semântica proposta baseia-se na rede DeepLabv3+ com Xception e MobileNetV2 como espinha dorsal. Os resultados das experiências mostraram que o modelo de segmentação proposto pode dividir com precisão a maior parte da área de inflamação da gengiva em cinco ou quatro categorias. Concluíram que o estudo demonstrou a eficácia do sistema proposto, que apresenta uma possível aplicação no auto-exame dentário através de uma aplicação móvel, particularmente durante a pandemia da doença, em que a visita ao dentista é difícil ou mesmo impossível.

1.8.5 Reinhard Chun Wang Chau et al (2023) [39] realizaram um estudo que utilizou inteligência artificial que pode ser útil na deteção automática de gengivite.

Os resultados mostraram que a IA previu corretamente 1 114 623 pixéis saudáveis e 1 183 718 pixéis doentes com uma sensibilidade de 0,92 e uma especificidade de 0,94. A equipa chegou à conclusão de que a inteligência artificial podia identificar locais específicos com e sem inflamação gengival, com uma sensibilidade e uma especificidade elevadas que estão a par do exame visual por um dentista humano. Este sistema pode ser utilizado para monitorizar a eficácia do controlo da placa bacteriana dos pacientes.

1.9 Literatura relacionada com implantes

1.9.1 Seung-Ryong Ha et al (2018) [71] realizaram um estudo para encontrar os factores mais significativos de previsão do prognóstico dos implantes utilizando métodos de aprendizagem automática.

Este estudo, que examinou dados de uma amostra de tamanho limitado para identificar um componente que influencia o prognóstico, não se prestou à aplicação de abordagens estatísticas típicas. Neste trabalho, foram utilizadas técnicas de aprendizagem automática, uma vez que estas oferecem capacidade analítica mesmo para amostras de pequena dimensão e podem identificar um elemento previamente não identificado que influencia o resultado. O modelo de árvore de decisão para a sobrevivência dos implantes é apresentado na Fig. 1. A posição mesio-distal foi o fator mais significativo na determinação do prognóstico dos implantes (precisão = 0,93). Concluíram que os profissionais de medicina dentária devem ter cuidado na colocação de implantes na boca dos pacientes, particularmente na posição mesio-distal, para reduzir o risco de eventos adversos que possam comprometer a longevidade dos implantes.

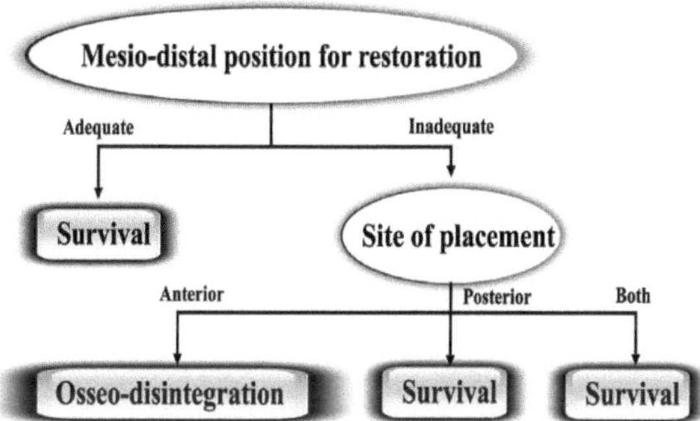

Fig 1: O modelo de árvore de decisão utilizado

1.9.2 Jae-Hong Lee et al (2020) [70] efectuaram um estudo para avaliar a eficácia da rede neural convolucional profunda automatizada (DCNN) para a classificação de sistemas de implantes dentários (DIS) e a precisão do desempenho foi comparada com a dos profissionais de medicina dentária, utilizando imagens radiográficas dentárias recolhidas em três hospitais dentários.

A DCNN automatizada teve um desempenho superior ao da maioria dos profissionais de medicina dentária participantes, incluindo periodontistas certificados, residentes em periodontia e residentes não especializados em periodontia, tendo-se chegado à conclusão de que a DCNN automatizada foi altamente eficaz na classificação de formas semelhantes de diferentes tipos de DISs com base em imagens radiográficas dentárias. E que são necessários mais estudos para determinar a eficácia e a exequibilidade da aplicação de uma DCNN automatizada na prática clínica.

1.9.3 Marta Revilla-León et al (2023) [125] afirmam que as aplicações de inteligência artificial (IA) estão a crescer nos procedimentos de implantes dentários. A atual expansão e desempenho dos modelos de IA em aplicações de implantologia dentária ainda não foram sistematicamente documentados e analisados.

Propuseram uma revisão sistemática para avaliar o desempenho dos modelos de IA em implantologia dentária para reconhecimento do tipo de implante, previsão do sucesso do implante utilizando factores de risco do paciente e critérios de ontologia, e otimização do desenho do implante combinando cálculos de análise de elementos finitos (FEA) e modelos de IA. Foi efectuada uma revisão sistemática eletrónica em 5 bases de dados: MEDLINE/ PubMed, EMBASE, World of Science, Cochrane e Scopus. Foi também efectuada uma pesquisa manual. Foram incluídos estudos revistos por pares que desenvolveram modelos de IA para reconhecimento do tipo de implante, previsão do sucesso do implante e otimização do desenho do implante. A estratégia de pesquisa incluiu artigos publicados até 21 de fevereiro de 2021. Dois investigadores avaliaram independentemente a qualidade dos estudos aplicando a lista de verificação de avaliação crítica do Joanna Briggs Institute (JBI) para estudos quase-experimentais (estudos experimentais não randomizados). Um terceiro investigador foi consultado para resolver a falta de consenso. O resultado foi a inclusão de dezassete artigos: 7 investigações analisaram modelos de IA para o reconhecimento do tipo de implante, 7 estudos incluíram modelos de previsão de IA para a previsão do sucesso do implante e 3 estudos avaliaram modelos de IA para a otimização de desenhos de implantes. Os modelos de IA desenvolvidos para reconhecer o tipo de implante utilizando imagens periapicais e panorâmicas obtiveram um resultado global de exatidão que variou entre 93,8% e 98%. Os modelos para prever o sucesso da osteointegração ou o sucesso do implante utilizando diferentes dados de entrada variaram entre os estudos, oscilando entre 62,4% e 80,5%. Finalmente, os estudos que desenvolveram modelos de IA para otimizar os desenhos dos implantes parecem concordar com a aplicabilidade dos modelos de IA para melhorar o desenho dos implantes dentários. Esta melhoria inclui a minimização da tensão na interface implante-osso em 36,6% em comparação com o modelo de elementos finitos; a otimização da porosidade, do comprimento e do diâmetro do desenho do implante para melhorar os cálculos de elementos finitos; ou a determinação precisa do módulo de elasticidade da interface implante-osso. Concluíram que os modelos de IA para o reconhecimento do tipo de implante, a previsão do sucesso do implante e a otimização do desenho do implante demonstraram um grande potencial, mas ainda estão em desenvolvimento. São indispensáveis estudos adicionais para um maior desenvolvimento e avaliação do desempenho clínico dos modelos de IA para as aplicações dentárias de implantes analisadas.

1.9.4 Adileh Shirmohammadi et al (2023) [47] apresentaram um editorial sobre a inteligência artificial (IA) e a sua crescente prevalência na periodontologia e na implantologia dentária.

As aplicações da IA nos tratamentos com implantes dentários estão a expandir-se. No planeamento do tratamento digital tridimensional (3D), a inteligência artificial (IA) é utilizada para alinhar imagens 3D intra-orais com dados de tomografia computorizada de feixe cónico (CBCT) no software de avaliação e planeamento cirúrgico.
O software agora disponível permite um planeamento 3D preciso com base nas preferências dos profissionais. A IA pode ajudar no planeamento de implantes, avaliando os dados de CBCT e de digitalização intra-oral de um paciente para identificar o melhor local para a implantação de um implante, reduzindo a possibilidade de problemas cirúrgicos e aumentando as taxas de sucesso dos implantes. As próteses dentárias personalizadas, incluindo coroas, pontes e restaurações de arcada completa, podem ser concebidas com a ajuda da IA. A aplicação crescente da CBCT na implantologia dentária gera uma quantidade crítica de imagens que são adequadas para o treino de IA.A eficácia dos modelos de IA na implantologia dentária foi avaliada por Revilla-León et al [125] para a deteção do tipo de implante, a previsão do sucesso do implante utilizando variáveis de risco do paciente e critérios de ontologia, e a otimização do desenho do implante utilizando modelos de IA em conjunto com cálculos de análise de elementos finitos.
Abordaram também as limitações e os desafios da IA, citando a privacidade dos dados como uma das principais preocupações e a falta de investigação sobre a forma como os algoritmos de IA

podem ser treinados para garantir a tomada de decisões imparciais. Concluíram que a IA tem um enorme potencial para transformar o campo da periodontologia e da implantologia dentária. E com os avanços tecnológicos, podem esperar-se aplicações mais inovadoras da IA nos cuidados dentários que irão melhorar os resultados dos doentes, reduzindo simultaneamente os custos e aumentando a eficiência. Não há dúvida de que o corpo da literatura sobre as aplicações da IA na medicina dentária em geral, e na periodontologia e implantologia em particular, continuará a crescer.

1.10 Diversos

1.10.1 Magda Feres et al [67] realizaram um estudo para testar a hipótese de que 40 espécies bacterianas poderiam ser utilizadas para classificar os pacientes, utilizando a aprendizagem automática, em periodontite crónica generalizada (ChP), periodontite agressiva generalizada (AgP) e saúde periodontal (PH), utilizando um classificador de máquina de vectores de apoio (SVM).

Nos resultados, descobriram que um classificador SVM utilizando um painel de 40 espécies bacterianas foi capaz de distinguir entre PH, AgP em indivíduos jovens e ChP.

Chegaram à conclusão de que os resultados do presente estudo indicam que a utilização de abordagens matemáticas avançadas, como uma SVM, que avaliam muitas amostras de muitos doentes, pode esclarecer melhor as diferenças entre estas duas condições clínicas. Esses métodos poderiam ser aplicados no futuro para diferenciar melhor os subgrupos das doenças (por exemplo, generalizadas e localizadas) e poderiam abrir novas vias para a utilização de métodos científicos populacionais para explorar o potencial de intervenções terapêuticas específicas.

1.10.2 Kang-Ling Shen et al [126] realizaram um estudo para avaliar os efeitos de uma aplicação de monitorização dentária assistida por inteligência artificial (IA) em casa nos resultados do tratamento em pacientes com periodontite.

No estudo, os participantes com periodontite foram recrutados e distribuídos aleatoriamente por um grupo de IA, IA e aconselhamento humano (AIHC) ou grupo de controlo. Todos os participantes receberam tratamento periodontal não cirúrgico. Utilizaram uma ferramenta assistida por IA denominada intervenção DENTAL MONITORING® (DM), um novo produto tecnológico de monitorização por IA que utiliza câmaras de smartphones para digitalização e avaliação intra-oral. Os resultados mostraram que os grupos AI e AIHC, respetivamente, apresentaram uma maior melhoria na profundidade da bolsa de sondagem (PPD), no nível de fixação clínica e no índice de placa do que o grupo de controlo.

A equipa concluiu que a utilização da monitorização da IA em casa teve um efeito positivo nos resultados do tratamento de doentes com periodontite. Os pacientes que receberam aconselhamento de saúde assistido por IA apresentaram melhores resultados de tratamento do que os pacientes que receberam apenas a monitorização da IA.

DISCUSSÃO

A secção de discussão analisa as implicações da literatura revista sobre aplicações de IA em periodontologia e medicina dentária. Explora a importância das tecnologias orientadas para a IA no avanço da precisão do diagnóstico, no planeamento do tratamento, nos cuidados ao paciente e na gestão da prática no campo da medicina dentária. A análise crítica dos resultados destaca os potenciais benefícios, desafios e direcções futuras da integração da IA na prática periodontal e na educação dentária.Os algoritmos de diagnóstico orientados para a IA demonstram resultados promissores na melhoria do diagnóstico da doença periodontal e na avaliação do risco, oferecendo oportunidades de intervenção precoce e planeamento de tratamento personalizado. No entanto, desafios como a qualidade dos dados, os vieses do algoritmo e a interpretabilidade precisam de ser abordados para garantir resultados de diagnóstico fiáveis e precisos. Para além disso, as implicações éticas da utilização da IA em periodontologia, incluindo a privacidade do paciente, a segurança dos dados e o consentimento informado, justificam uma análise cuidadosa para manter a confiança e a confidencialidade do paciente. No planeamento do tratamento, as plataformas com recurso à IA mostram potencial para otimizar as modalidades de tratamento, prever os resultados do tratamento e adaptar os planos de tratamento às características individuais do paciente. Estes avanços facilitam os percursos de cuidados personalizados e melhoram a eficácia do tratamento e a satisfação do doente. No entanto, é necessário enfrentar os desafios relacionados com a complexidade dos algoritmos, a validação clínica e a implementação no mundo real para concretizar todo o potencial da IA no planeamento do tratamento.As soluções de gestão de clínicas orientadas para a IA oferecem oportunidades para simplificar as tarefas administrativas, otimizar a atribuição de recursos e melhorar a eficiência do fluxo de trabalho nas clínicas dentárias. Ao fornecerem informações accionáveis sobre o desempenho da clínica, a demografia dos pacientes e as métricas financeiras, estas soluções permitem a tomada de decisões orientada por dados e a otimização da clínica. No entanto, as preocupações relativas à privacidade dos dados, à conformidade regulamentar e à ética profissional exigem uma análise cuidadosa para garantir a adoção responsável da IA na prática dentária.

Limitações da IA

Embora a IA tenha muitas utilizações e seja uma ferramenta muito poderosa, tem um conjunto de desvantagens. Alguns dos contras da IA são analisados de seguida:

Qualidade e quantidade dos dados:

Um dos principais desafios no desenvolvimento de modelos de IA para aplicações periodontais é a disponibilidade e a qualidade dos dados. Os algoritmos de IA requerem grandes conjuntos de dados para treino e validação, mas os dados periodontais, incluindo fichas periodontais, radiografias e registos clínicos, podem ser limitados em termos de quantidade e variabilidade. Além disso, os problemas de qualidade dos dados, como informações em falta ou incompletas, a variabilidade dos métodos de recolha de dados e as inconsistências na codificação dos diagnósticos podem afetar o desempenho e a generalização dos modelos de IA.

Viés e generalização do algoritmo:

Os algoritmos de IA são susceptíveis a enviesamentos inerentes aos dados de treino, o que pode resultar em enviesamentos algorítmicos e limitações na generalização. Por exemplo, se o conjunto de dados de treino for enviesado para determinados grupos demográficos ou graus de gravidade da doença, o modelo de IA pode apresentar enviesamentos nas suas previsões e recomendações. A generalização de modelos de IA treinados em dados de uma população ou contexto clínico para outras populações ou contextos pode conduzir a um desempenho inferior ao ideal e a resultados pouco fiáveis.

Interpretabilidade e transparência:

Outra limitação da IA em periodontologia é a falta de interpretabilidade e transparência na tomada de decisões baseada em IA. Os modelos complexos de IA, como as redes neurais de aprendizagem profunda, são frequentemente considerados "caixas negras", o que torna difícil interpretar a forma como o modelo chega às suas previsões ou recomendações. Esta falta de transparência pode dificultar a adoção clínica e a confiança entre os profissionais de saúde que dependem de sistemas de apoio à decisão explicáveis e interpretáveis. Embora os modelos de IA possam demonstrar um desempenho promissor em contextos de investigação controlados, a sua utilidade clínica e eficácia na prática clínica do mundo real continuam por validar. São necessários estudos de validação clínica para avaliar a exatidão, a fiabilidade e o impacto clínico das ferramentas de diagnóstico baseadas em IA, dos modelos de avaliação de risco e dos algoritmos de planeamento do tratamento em diversas populações de doentes e contextos clínicos. Além disso, a integração da IA nos fluxos de trabalho clínicos existentes e nos sistemas de registos de saúde electrónicos exige uma análise cuidadosa da interoperabilidade, da usabilidade e da conformidade regulamentar.

Considerações éticas e regulamentares:

As implicações éticas e regulamentares das aplicações de IA em periodontologia colocam desafios e limitações significativos. As preocupações com a privacidade dos pacientes, os riscos de segurança dos dados e os requisitos de consentimento informado devem ser abordados para garantir a utilização responsável e ética da IA nos cuidados periodontais. As agências reguladoras, como a FDA, desempenham um papel fundamental na avaliação da segurança, eficácia e garantia de qualidade dos dispositivos médicos e aplicações de software orientados para a IA, estabelecendo vias reguladoras claras para a IA em medicina dentária e garantindo a conformidade com os regulamentos e normas de cuidados de saúde existentes.

Ensino e formação profissional:

A integração da IA na prática periodontal necessita de educação e formação contínuas para que os profissionais de medicina dentária possam utilizar eficazmente as ferramentas de IA e interpretar as recomendações baseadas em IA. As escolas de medicina dentária e os programas de formação contínua poderão ter de incorporar módulos curriculares e de formação relacionados com a IA para preparar as futuras gerações de periodontistas para a utilização da IA na prática clínica. Além disso, a colaboração interdisciplinar entre periodontistas, cientistas de dados, engenheiros informáticos e especialistas em ética é essencial para promover uma compreensão holística da IA e das suas implicações para os cuidados periodontais. Ao abordar estas limitações e desafios, os investigadores, clínicos, decisores políticos e partes interessadas da indústria podem trabalhar no sentido de aproveitar todo o potencial da IA para melhorar a prestação de cuidados periodontais, melhorar os resultados dos pacientes e fazer avançar o campo da periodontologia.

CONCLUSÃO

A revisão da literatura sobre aplicações de Inteligência Artificial (IA) em periodontologia e medicina dentária fornece informações valiosas sobre o estado atual e as perspectivas futuras das tecnologias orientadas para a IA na prestação de cuidados de saúde oral. Através de uma análise sistemática de artigos revistos por pares, documentos de revisão e actas de conferências, a revisão destaca o potencial transformador da IA no aumento da precisão do diagnóstico, no planeamento do tratamento, nos cuidados ao paciente e na gestão da prática no campo da medicina dentária. Foram realizados vários estudos sobre a IA e a sua utilização na deteção da placa bacteriana, na quantificação óssea, no diagnóstico da gengivite, na sua utilidade na implantologia dentária e em vários outros casos. As principais conclusões da literatura revelam que os algoritmos de diagnóstico orientados por IA são promissores na melhoria do diagnóstico da doença periodontal e na avaliação do risco, oferecendo oportunidades de intervenção precoce e planeamento de tratamento personalizado. As ferramentas de planeamento do tratamento com recurso à IA permitem a otimização das modalidades de tratamento, a previsão dos resultados do tratamento e a adaptação dos planos de tratamento às características individuais do paciente, conduzindo, em última análise, a uma maior eficácia do tratamento e à satisfação do paciente. Além disso, as soluções de gestão da prática orientadas para a IA simplificam as tarefas administrativas, optimizam a atribuição de recursos e melhoram a eficiência do fluxo de trabalho nas práticas dentárias, permitindo a tomada de decisões orientada por dados e a otimização da prática. Apesar dos benefícios significativos da IA na medicina dentária, é necessário abordar desafios como a qualidade dos dados, os enviesamentos dos algoritmos, a interpretabilidade, as considerações éticas e a conformidade regulamentar para garantir uma adoção e implementação responsáveis da IA.Em conclusão, a literatura revista sublinha o potencial transformador das aplicações de IA na periodontologia e na medicina dentária. As tecnologias orientadas para a IA oferecem oportunidades para melhorar a precisão do diagnóstico, o planeamento do tratamento, os cuidados ao paciente e a gestão da prática, melhorando, em última análise, a prestação de cuidados de saúde oral e os resultados dos pacientes. No entanto, desafios como a qualidade dos dados, os enviesamentos dos algoritmos, a interpretabilidade, as considerações éticas e a conformidade regulamentar têm de ser abordados para aproveitar todos os benefícios da IA na prática dentária. Ao promover uma cultura de inovação, adoção responsável e prática baseada em evidências, a medicina dentária pode aproveitar as tecnologias de IA para melhorar a tomada de decisões clínicas, otimizar os resultados do tratamento e melhorar as experiências dos pacientes. Em última análise, a IA tem o potencial de revolucionar a prestação de cuidados periodontais, remodelar a educação dentária e preparar o caminho para um futuro de medicina dentária personalizada e orientada por dados.

BIBLIOGRAFIA

1. "O que é um Periodontista?". Perio.org. Recuperado em 21 de outubro de 2019.
2. Newman, Takei, Klokkevold,Carranza (2019) Newman and Carranza's Clinical Periodontology 13th edition, Newman (2019) Elsevier

3. Kassebaum NJ, Bernabé E, Dahiya M, Bhandari B, Murray CJL, Marcenes W. Global burden of severe periodontitis in 1990-2010: a systematic review and meta-regression. J Dent Res. 2014;93(11):1045 53.

4. Richards D, Marcenes W, Kassebaum NJ, Bernabé E, Dahiya M, Bhandari B, et al. Revisão conclui que a periodontite grave afecta 11% da população mundial. Evid Based Dent. 2014;15(3):70-1.

5. Adler CJ, Dobney K, Weyrich LS, Kaidonis J, Walker AW, Haak W, et al. A sequenciação da placa dentária calcificada antiga mostra alterações na microbiota oral com as mudanças de dieta das revoluções neolítica e industrial. Nat Genet. 2013;45(4):450-5.

6. Weyrich LS, Duchene S, Soubrier J, Arriola L, Llamas B, Breen J, et al. Neanderthal behaviour, diet, and disease inferred from ancient DNA in dental calculus. Nature. 2017;544(7650):357–61.

7. Genco, R.J. (2014), Comentário: A Evolução da Periodontologia: A ciência vence sempre. Journal of Periodontology, 85: 1308-1312.

8. Jahantigh FF, Arbabi S. O uso de técnicas de inteligência artificial para o diagnóstico da doença periodontal por índices clínicos. Sociedade Internacional IEOM, março, 2018.

9. (Russell, Stuart J.; Norvig, Peter. (2021). Artificial Intelligence: Uma Abordagem Moderna (4ª ed.).Hoboken: Pearson. ISBN 978-0134610993. LCCN 20190474.)

10. Chi EA, Chi G, Tsui CT, et al. Development and Validation of an Artificial Intelligence System to Optimize Clinician Review of Patient Records (Desenvolvimento e Validação de um Sistema de Inteligência Artificial para Otimizar a Revisão Clínica dos Registos dos Pacientes). JAMA Netw Open. 2021;4(7):e2117391.

11. Xu J, Wang L, Sun H, Liu S. Avaliação do Efeito de Intervenções Abrangentes de Enfermagem no Controlo da Placa em Pacientes com Doença Periodontal no Contexto da Inteligência Artificial. J Healthc Eng. 2022 Mar 23;2022:6505672.

12. Miller, A., Huang, C., Brody, E. R., & Siqueira, R. (2023). Crédito C.E. Aplicações de Inteligência Artificial para a Deteção Radiográfica da Doença Periodontal: A Scoping Review. Jornal da Associação Dentária da Califórnia, 51(1).

13. Chen CC, Wu YF, Aung LM, Lin JC, Ngo ST, Su JN, Lin YM, Chang WJ. Reconhecimento automático de dentes e medição de perda óssea periodontal em radiografias digitais usando inteligência artificial de aprendizado profundo. J Dent Sci. 2023

Jul;18(3):1301-1309.

14. Nguyen TT, Larrivée N, Lee A, Bilaniuk O, Durand R. Use of Artificial Intelligence in Dentistry: Tendências clínicas actuais e avanços na investigação. J Can Dent Assoc. 2021 maio;87:l7. PMID: 34343070.

15. Yoon K, Jeong HM, Kim JW, Park JH, Choi J. Cáries dentárias baseadas em IA e deteção do número de dentes em fotografias intra-orais: Desenvolvimento de modelos e avaliação de desempenho. J Dent. 2024 Fev;141:104821.

16. Ding H, Wu J, Zhao W, Matinlinna JP, Burrow MF e Tsoi JKH (2023) Artificial intelligence in dentistry-A review. Front. Dent. Med 4:1085251.

17. Jasmin Grischke, Lars Johannsmeier, Lukas Eich, Leif Griga, Sami Haddadin, Dentronics: Rumo à robótica e à inteligência artificial em medicina dentária, Dental Materials, Volume 36, Edição 6, 2020, Páginas 765-778

18. Li S, Liu J, Zhou Z, Zhou Z, Wu X, Li Y, Wang S, Liao W, Ying S, Zhao Z. Inteligência artificial para deteção de cáries e periodontite periapical. J Dent. 2022 Jul;122:104107.

19. Carter K, Landini G, Walmsley AD. Quantificação automatizada da acumulação de placa dentária utilizando imagens digitais. J Dent. 2004 Nov;32(8):623-8. doi: 10.1016/j.jdent.2004.06.006. PMID: 15476956.

20. Mohamed M. Meghil, Pragya Rajpurohit, Mohamed E. Awad, Joshua McKee, Linah A. Shahoumi, Mira Ghaly, Inteligência artificial em medicina dentária, Dentistry Review, Volume 2, Edição 1, 2022, 100009.

21.Shinde, Sachin; Patil, Yojana1; Jamkhande, Amol2; Shah, Yashodharaa2; Kakde, Neelam3; Waghmare, Pramod3; Sonone, Rachna2; Pote, Snehal2; Vaidya, Isha2. Inteligência Artificial em Medicina Dentária. Journal of Indian Association of Public Health Dentistry 22(1):p 6-10, Jan-Mar 2024.

22. Schierz O, Hirsch C, Krey KF, Ganss C, Kämmerer PW, Schlenz MA. A MEDICINA DENTÁRIA DIGITAL E O SEU IMPACTO NA QUALIDADE DE VIDA RELACIONADA COM A SAÚDE ORAL. J Evid Based Dent Pract. 2024 Jan;24(1S):101946

23. Quazi, S. Inteligência artificial e aprendizagem automática na medicina de precisão e genómica. Med Oncol 39, 120 (2022).

24. Ahmed Z, Zeeshan S, Lee D. Editorial: Inteligência artificial para análise de dados genómicos personalizados e preditivos. Front Genet. 2023 Mar 3;14:1162869.

25. Lavanya,R., Sharad Kumar Hiremath, Srivatsav Cheruku, Saagar Bhargava eShalini Bhandari (2020) CNN in Periodontology: A Review, J. of Dental Oro -facial Research, 16(01), pp. 64 -70.

26. Scott J, Biancardi AM, Jones O, Andrew D. Artificial Intelligence in Periodontology: A Scoping Review. Dent J (Basileia). 2023 Feb 8;11(2):43.

27. Uzun Saylan BC, Baydar O, Yeşilova E, Kurt Bayrakdar S, Bilgir E, Bayrakdar İŞ, Çelik Ö, Orhan K. Avaliação da Eficácia dos Modelos de Inteligência Artificial para a Deteção da

Perda Óssea Alveolar na Doença Periodontal: Um Estudo de Radiografia Panorâmica. Diagnostics (Basileia). 2023 May 19;13(10):1800.

28. Noveena DS, Prem BJM, Ravishankar PL, Rajarajeswari S. Revolução digital em periodontologia IOSR Journal of Dental and Medical Sciences (IOSR-JDMS) e-ISSN: 2279-0853, p-ISSN: 2279- 0861.Volume 19, Edição 11 Ser.9 (novembro. 2020), PP 52-56

29. You W, Hao A, Li S, Wang Y, Xia B. Deteção de placa dentária baseada em aprendizagem profunda em dentes primários: uma comparação com avaliações clínicas. BMC Saúde Oral. 2020 maio 13;20(1):141.

30. Cerda Mardini D, Cerda Mardini P, Vicuña Iturriaga DP, Ortuño Borroto DR. "Determinar a eficácia de um modelo de aprendizagem automática para medir a perda óssea periodontal". BMC Oral Health. 2024 Jan 17;24(1):100.

31. Chen IH, Lin CH, Lee MK, Chen TE, Lan TH, Chang CM, Tseng TY, Wang T, Du JK. Avaliação de radiografias baseadas em rede neural convolucional auxiliando no diagnóstico precoce da perda óssea periodontal via radiografia periapical. J Dent Sci. 2024 Jan;19(1):550-559.

32. Tsoromokos N, Parinussa S, Claessen F, Moin DA, Loos BG. Estimativa da perda óssea alveolar na periodontite usando aprendizado de máquina. Int Dent J. 2022 Oct;72(5):621-627.

33. Kim J, Lee HS, Song IS, Jung KH. DeNTNet: Rede de transferência neural profunda para a deteção de perda óssea periodontal usando radiografias dentárias panorâmicas. Sci Rep. 2019 Nov 26;9(1):17615.

34. Chang HJ, Lee SJ, Yong TH, Shin NY, Jang BG, Kim JE, Huh KH, Lee SS, Heo MS, Choi SC, Kim TI, Yi WJ. Método híbrido de aprendizagem profunda para diagnosticar automaticamente a perda óssea periodontal e a periodontite de estágio. Sci Rep. 2020 5 de maio; 10 (1): 7531.

35. Lee JH, Kim DH, Jeong SN, Choi SH. Diagnóstico e previsão de dentes periodontalmente comprometidos usando um algoritmo de rede neural convolucional baseado em aprendizado profundo. J Periodontal Implant Sci. 2018 Abr 30;48(2):114-123.

36. Krois J, Ekert T, Meinhold L, Golla T, Kharbot B, Wittemeier A, Dörfer C, Schwendicke F. Aprendizagem profunda para a deteção radiográfica de perda óssea periodontal. Sci Rep. 2019 Jun 11;9(1):8495.

37. Jaskari J, Sahlsten J, Järnstedt J, Mehtonen H, Karhu K, Sundqvist O, et al. Método de aprendizagem profunda para a segmentação do canal mandibular em volumes de tomografia computorizada de feixe cónico dentário. Sci Rep 2020;10: 5842.

38. Ofir Ginesin, Hadar Zigdon-Giladi, Eran Gabay, Eli Eliahu Machtei, Eitan Mijiritsky, Yaniv Mayer, Análise fotométrica digital da resposta gengival ao tratamento periodontal, Journal of Dentistry, Volume 127, 2022, 104331

39. Reinhard Chun Wang Chau, Guan-Hua Li, In Meei Tew, Khaing Myat Thu, Colman McGrath, Wai-Lun Lo, Wing-Kuen Ling, Richard Tai-Chiu Hsung, Walter Yu Hang Lam,

Precisão da deteção fotográfica de gengivite com base na inteligência artificial, International Dental Journal, Volume 73, Edição 5, 2023, Páginas 724-730

40. Eminaga, O., Saad, F., Tian, Z. et al. Artificial intelligence unravels interpretable malignancy grades of prostate cancer on histology images. npj Imaging 2, 6 (2024).

41. Oya K, Kokomoto K, Nozaki K, Toyosawa S. Diagnóstico de carcinoma de células escamosas oral em imagens histológicas digitalizadas utilizando uma rede neural convolucional. J Dent Sci. 2023 Jan;18(1):322-329.

42. Báskay J, Pénzes D, Kontsek E, Pesti A, Kiss A, Guimarães Carvalho BK, Szócska M, Szabó BT, Dobó-Nagy C, Csete D, Mócsai A, Németh O, Pollner P, Mijiritsky E, Kivovics M. Are Artificial Intelligence-Assisted Three-Dimensional Histological Reconstructions Reliable for the Assessment of Trabecular Microarchitecture? J Clin Med. 2024 Feb 15;13(4):1106.

43. Hao Jiang, Peiliang Zhang, Chao Che, Bo Jin, Yongjun Zhu, CariesFG: A fine-grained RGB image classification framework with attention mechanism for dental caries, Engineering Applications of Artificial Intelligence, Volume 123, Parte B, 2023, 106306, ISSN 0952-1976

44. Esmaeilyfard R, Bonyadifard H, Paknahad M. Dental Caries Detection and Classification in CBCT Images Using Deep Learning (Deteção e Classificação de Cáries Dentárias em Imagens CBCT Utilizando Aprendizagem Profunda). Int Dent J. 2024 Abr;74(2):328-334.

45. Revilla-León M, Gómez-Polo M, Barmak AB, Inam W, Kan JYK, Kois JC, Akal O. Artificial intelligence models for diagnosing gingivitis and periodontal disease: Uma revisão sistemática. J Prosthet Dent. 2023 Dez;130(6):816-824.

46 Hung KF, Yeung AWK, Bornstein MM, Schwendicke F. Personalized dental medicine, artificial intelligence, and their relevance for dentomaxillofacial imaging. Dentomaxillofac Radiol. 2023 Jan 1;52(1):20220335.

47 Shirmohammadi A, Ghertasi Oskouei S. The growing footprint of artificial intelligence in periodontology & implant dentistry. J Adv Periodontol Implant Dent. 2023 Jun 11;15(1):1-2.

48. Chen YW, Stanley K, Att W. Inteligência artificial em medicina dentária: aplicações actuais e perspectivas futuras. Quintessence Int. 2020;51(3):248-257.

49. Liu CM, Lin WC, Lee SY. Avaliação da eficiência, veracidade e aplicação clínica do novo design de inteligência artificial para próteses de coroas dentárias. Dent Mater. 2024 Jan;40(1):19-27.

50. Maryam Ghaffari, Yi Zhu, Annie Shrestha, A review of advancements of artificial intelligence in dentistry, Dentistry Review, Volume 4, Issue 2, 2024, 100081

51. Humairo, Choirunisa & Hapsari, Aquarina & Bramanti, Indra. (2021). O papel da inteligência artificial em muitas especialidades odontológicas. BIO Web of Conferences. 41. 03005. 10.1051/bioconf/20214103005.

52. Kurup, Rashmi & Sodhi, Aman & R V, Sangeetha. (2020). Odontologia e Inteligência Artificial. Ata Scientific Dental Scienecs. 4. 26-32. 10.31080/ASDS.2020.04.0936.

53. Alhaidry HM, Fatani B, Alrayes JO, Almana AM, Alfhaed NK. ChatGPT em Medicina Dentária: Uma Revisão Abrangente. Cureus. 2023 Abr 30;15(4):e38317.

54. Alhaidry HM, Fatani B, Alrayes JO, Almana AM, Alfhaed NK. ChatGPT em Medicina Dentária: Uma Revisão Abrangente. Cureus. 2023 Abr 30;15(4):e38317.

55. Yüksel, Büşra & Özveren, Neslihan & Yeşil, Çağrı. (2023). Avaliação da Área da Placa Dentária com Modelo de Inteligência Artificial. 10.21203/rs.3.rs-3423771/v1.

56. Yang M, Yang J, Zhao Y, Wei H, Shang Y. Melhoria do controlo da placa bacteriana em crianças em idade pré-escolar através de um dispositivo inteligente de guia de escovagem. J Clin Pediatr Dent. 2024 Mar;48(2):121-128.

57. Cerda, Diego & Cerda, Patricio & Vicuña, Daniela & Ortuno, Duniel. (2023). Comparação entre um modelo de aprendizado de máquina e especialistas em odontologia para medir a perda óssea periodontal. 10.21203/rs.3.rs-3345472/v1.

58. Amasya, Hakan & Jaju, Prashant & Ezhov, Matvey & Gusarev, Maxim & Atakan, Cemal & Sanders, Alex & Manulius, David & Golitskya, Maria & Shrivastava, Kriti & Singh, Ajita & Gupta, Anuja & Önder, Merve & Orhan, Kaan. (2023). Desenvolvimento e validação de um software de inteligência artificial para a perda óssea periodontal em imagens panorâmicas. Int J Imaging Syst Technol. 34. 10.1002/ima.22973.

59. Patil S, Joda T, Soffe B, Awan KH, Fageeh HN, Tovani-Palone MR, Licari FW. Eficácia da inteligência artificial na deteção da perda óssea periodontal e na classificação das doenças periodontais: Uma revisão sistemática. J Am Dent Assoc. 2023 Sep;154(9):795-804.e1.

60 Alalharith DM, Alharthi HM, Alghamdi WM, Alsenbel YM, Aslam N, Khan IU, Shahin SY, Dianišková S, Alhareky MS, Barouch KK. Uma abordagem baseada em aprendizagem profunda para a deteção de sinais precoces de gengivite em pacientes ortodônticos usando redes neurais convolucionais baseadas em regiões mais rápidas. Int J Environ Res Public Health. 2020 Nov 15;17(22):8447.

61 Li W, Chen Y, Sun W, et al. Um método de identificação de gengivite baseado na equalização de histograma adaptativo limitado ao contraste, matriz de coocorrência de nível de cinzento e máquina de aprendizagem extrema. Int J Imaging Syst Technol. 2019; 29: 77-82.

62 Li, Wen & Chen, Yiyang & Miao, Leiying & Brown, Mackenzie & Sun, Weibin & Zhang, Xuan. (2018). Identificação de gengivite via matriz de coocorrência de nível cinza e máquina de aprendizado extremo. 10.2991/emim-18.2018.98.

63 Yan Yan. Descoberta de conhecimento e pesquisa de aprendizagem automática na deteção de gengivite; Dissertação para MPhil; Universidade de Leicester, outubro, 2021.

64. Ariandi, Vicky & Yanto, Musli & Jamhur, Annisak & Firdaus, Firdaus & Afira, Riandana. (2023).Otimização do modelo de análise de classificação da rede neural artificial para o diagnóstico da doença da gengivite. Em J Elec Eng Com Sc. 29. 1648. 10.11591/ijeecs.v29.i3.pp1648-1656.

65 Thakur, Anita & Guleria, Payal & Bansal, Nimisha. (2016). Diagnóstico de doenças da gengiva baseado em sintomas e factores de risco utilizando redes neuronais. 101-104. 10.1109/CONFLUENCE.2016.7508095.

66. Issa J, Jaber M, Rifai I, Mozdziak P, Kempisty B, Dyszkiewicz-Konwińska M. Precisão do Teste de Diagnóstico de Inteligência Artificial na Deteção de Periodontite Periapical em Radiografias Bidimensionais: Um Estudo Retrospetivo e Revisão da Literatura. Medicina (Kaunas). 2023 abril 15;59(4):768.

67 Feres M, Louzoun Y, Haber S, Faveri M, Figueiredo LC, Levin L. Diferenciação baseada em máquina de vetor de suporte entre periodontite agressiva e crônica usando perfis microbianos. Int Dent J. 2018 Feb;68(1):39-46. Inglês.

68. Oliveira, Adriano & Baldisserotto, Carolina & Baldisserotto, Julio. (2005). Estudo comparativo de técnicas de aprendizado de máquina para predição do sucesso de implantes dentários. 939-948. 10.1007/11579427_96.

69. Oliveira, Adriano & Baldisserotto, Carolina & Baldisserotto, Julio. (2005). Um Estudo Comparativo entre Máquina de Vetores de Suporte e Rede Neural RBF Construtiva para a Predição do Sucesso de Implantes Dentários. 3773. 1015-1026. 10.1007/11578079_104.

70. Lee JH, Kim YT, Lee JB, Jeong SN. Uma comparação de desempenho entre a aprendizagem profunda automatizada e os profissionais dentários na classificação de sistemas de implantes dentários a partir de imagens dentárias: Um estudo multicêntrico. Diagnóstico (Basileia). 2020 Nov 7;10(11):910.

71. Ha SR, Park HS, Kim EH, Kim HK, Yang JY, Heo J, Yeo IL. Um estudo piloto utilizando métodos de aprendizagem automática sobre os factores que influenciam o prognóstico dos implantes dentários. J Adv Prosthodont. 2018 Dec;10(6):395-400. doi: 10.4047/jap.2018.10.6.395. Epub 2018 Dec 19. PMID: 30584467; PMCID: PMC6302082.

72. Roy, Sandipan & Dey, Swati & Khutia, Niloy & Roy Chowdhury, Amit & Datta, Shubhabrata. (2018). Projeto de implante dentário específico do paciente usando análise de FE e técnicas de inteligência computacional. Applied Soft Computing. 65. 10.1016/j.asoc.2018.01.025.

73. Corbella S, Srinivas S, Cabitza F. Aplicações da aprendizagem profunda em medicina dentária. Cirurgia oral Medicina oral Patologia oral Radiol oral. 2021 Aug;132(2):225-238.

74 Wilson DU, Bailey MQ, Craig J. O papel da inteligência artificial na imagiologia clínica e nos fluxos de trabalho. Vet Radiol Ultrasound. 2022 Dez;63 Suppl 1:897-902.

75 Haenlein, Michael & Kaplan, Andreas. (2019). Uma breve história da inteligência artificial: Sobre o Passado, Presente e Futuro da Inteligência Artificial. Revista de Gestão da Califórnia. 61. 000812561986492. 10.1177/0008125619864925.

76. Alan Turing, "Computing Machinery and Intelligence", Mind, LIX/236 (1950): 433-460.

77. Para quem quiser experimentar o ELIZA, ver: https://www.masswerk.at/elizabot/.

78. Para mais pormenores, ver Kaplan e Haenlein, op. cit.

79. Murray Campbell, A.Joseph Hoane, Feng-hsiung Hsu, Deep Blue, Inteligência Artificial, Volume 134, Números 1-2, 2002, Páginas 57-83, ISSN 0004-3702

80. Matthew Hutson, "How Researchers Are Teaching AI to Learn Like a Child", Science, 24 de maio de 2018, https://www.sciencemag.org/news/2018/05/how-researchers-are-teaching-ai-learn-child.

81. Donald Olding Hebb, The Organization of Behavior: A Neuropsychological Theory (Nova Iorque, NY: John Wiley, 1949).

82. Marvin Minsky e Seymour A. Papert, Perceptrons: An Introduction to Computational Geometry (Cambridge, MA: MIT Press, 1969).

83 David Silver, Aja Huang, Chris J. Maddison, Arthur Guez, Laurent Sifre, George van den Driessche, Julian Schrittwieser, Ioannis Antonoglou, Veda Panneershelvam, Marc Lanctot, Sander Dieleman, Dominik Grewe, John Nham, Nal Kalchbrenner, Ilya Sutskever, Timothy Lillicrap, Madeleine Leach, Koray Kavukcuoglu, Thore Graepel, e Demis Hassabis, "Mastering the Game of Go with Deep Neural Networks and Tree Search," Nature, 529 (27 de janeiro de 2016): 484-489.

84. Greg Allen (2020) Compreensão da tecnologia de IA (2020), Departamento da Defesa; JAIC; https://www.ai.mil/

85. Stuart J. Russel, Peter Norvig (2010); Artificial_ Intelligence A modern Approach; 3th edition; PRENTICE HALL SERIES IN ARTIFICIAL INTELLIGENCE; Pearson

86. Giovanna GG, Heinrich JMT, Brigette MTF, Ayrton VLC, Annushka MC,Oscar DEZ; Explorando a nova era da odontologia Impacto da inteligência artificial no diagnóstico odontológico; Estudos curdos Feb 2024 Volume: 12, No: 2, pp.4240-4250 ISSN: 2051-4883 (Print) | ISSN 2051-4891

87. Kabir, T., Lee, CT., Chen, L. et al. Uma estrutura abrangente de inteligência artificial para o diagnóstico e a elaboração de gráficos dentários. BMC Oral Health 22, 480 (2022).

88.Mohammad Khursheed Alam, Sultan Abdulkareem Ali Alftaikhah, Rakhi Issrani, Vincenzo Ronsivalle, Antonino Lo Giudice, Marco Cicciù, Giuseppe Minervini, Aplicações da inteligência artificial na utilização de modalidades de imagem em medicina dentária: A systematic review and meta-analysis of in-vitro studies, Heliyon, Volume 10, Issue 3, 2024, e24221

89. Chang J, Bliss L, Angelov N, Glick A. Artificial intelligence-assisted full-mouth radiographing mounting in dental education. J Dent Educ. 2024 Mar 28.

90. Thurzo A, Urbanová W, Novák B, Czako L, Siebert T, Stano P, Mareková S, Fountoulaki G, Kosnáčová H, Varga I. Onde é que a Inteligência Artificial é aplicada em Medicina Dentária? Revisão sistemática e análise da literatura. Cuidados de saúde (Basileia). 2022 Jul 8;10(7):1269.

91. Cholan P, Ramachandran L, Umesh SG, P S, Tadepalli A. O Impulso da Inteligência Artificial no Diagnóstico Periodontal: Uma breve sinopse. Cureus. 2023 Aug

16;15(8):e43583.

92. Hassani H, Amiri Andi P, Ghodsi A, Norouzi K, Komendantova N, Unger S. Shaping the Future of Smart Dentistry: Da Inteligência Artificial (IA) ao Aumento da Inteligência (IA). IoT. 2021; 2(3):510-523.

93. Shibly O, Rifai S, Zambon JJ. A placa dentária supragengival na etiologia das doenças orais.Periodontol 2000. 1995 Jun;8:42-59.

94. Axelsson P, Lindhe J. The effect of a preventive programme on dental plaque, gingivitis and caries in schoolchildren. Resultados após um e dois anos. J Clin Periodontol. 1974;1(2):126-38.

95. Bashirian S, Shirahmadi S, Seyedzadeh-Sabounchi S, Soltanian AR, Karimi-Shahanjarini A, Vahdatinia F. Association of caries experience and dental plaque with sociodemographic characteristics in elementary school-aged children: a cross-sectional study. BMC Oral Health. 2018 Jan 10;18(1):7.

96. Löe H. O Índice Gengival, o Índice de Placa e os Sistemas de Índice de Retenção. J Periodontol. 1967 Nov-Dez;38(6):Suppl:610-6. doi: 10.1902/jop.1967.38.6.610. PMID: 5237684...

97. Gillings BR. Recent developments in dental plaque disclosants (Desenvolvimentos recentes em reveladores de placa dentária). Aust Dent J. 1977 Aug;22(4):260-6. doi: 10.1111/j.1834-7819.1977.tb04509.x. PMID: 277142.

98. Para mais informações, consultar https://diagnocat.com/eu/

99. Tariq A, Nakhi FB, Salah F, Eltayeb G, Abdulla GJ, Najim N, Khedr SA, Elkerdasy S, Al-Rawi N, Alkawas S, Mohammed M, Shetty SR. Eficiência e precisão da inteligência artificial na deteção radiográfica da perda óssea periodontal: Uma revisão sistemática. Imaging Sci Dent. 2023 Sep;53(3):193-198.

100.Papapanou PN, Wennström JL. O defeito ósseo angular como indicador de perda óssea alveolar adicional.J Clin Periodontol. 1991 May;18(5):317-22.

101.Li, Guan-Hua & Hsung, Tai-Chiu & Ling, Wing-Kuen & Lam, Walter & Pelekos, Georgios & McGrath, Colman. (2021). Deteção automática de doença gengival de múltiplos níveis específica do local com base em rede neural profunda. 201-205. 10.1109/ISMICT51748.2021.9434936.

102.Zhang, Yudong & Yan, Jun & Wei, Geng & Wu, Lenan. (2010). Encontrar caminhos multi-objetivo em redes estocásticas através de PSO imune caótico. Expert Syst. Appl. 37. 1911-1919. 10.1016/j.eswa.2009.07.025..

103.Zhang, Yudong & Wu, Lenan & Wang, Shuihua & Wei, Geng. (2010). Melhoria de imagens coloridas baseada em HVS e PCNN. SCIENCE CHINA Ciências da Informação. 53. 1963-1976. 10.1007/s11432- 010-4075-9.

104.Zhang, Yudong & Wu, Lenan. (2011). Optimal Multi-Level Thresholding Based on Maximum Tsallis Entropy via an Artificial Bee Colony Approach. Entropia. 13. 841-859. 10.3390/e13040841.

105.Zhang, Yudong & Wu, Lenan. (2011). Classificação de culturas por rede neural direta com otimização adaptativa de enxame de partículas caóticas. Sensors (Basileia, Suíça). 11. 4721-43. 10.3390/s110504721.

106.Zhang, Yudong & Wu, Lenan & Peterson, Bradley & Dong, Zhengchao. (2011). Um método de reconstrução iterativa de dois níveis para ressonância magnética de deteção comprimida. Jornal de Ondas Electromagnéticas e Aplicações - J ELECTROMAGNET WAVE APPLICAT. 25. 1081-1091. 10.1163/156939311795762024.

107.Zhang, Yudong & Wu, Lenan. (2012). Um classificador de imagens do cérebro do Sr. via análise de componentes principais e máquina de vetor de suporte de kernel. Progresso na pesquisa eletromagnética. 130. 369-388. 10.2528/PIER12061410.

108.Zhang, Yudong & Wu, Lenan. (2012). Classificação de frutas usando visão computacional e uma máquina de vetor de suporte multiclasse. Sensors (Basileia, Suíça). 12. 12489-505. 10.3390/s120912489.

109.Zhang Y, Peterson B, Dong Z. Uma reconstrução baseada em suporte para SENSE MRI. Sensors (Basel).2013 Mar 25;13(4):4029-40.

110.Zhang, Yudong & Zhao, Guihu & Sun, Junding & Wu, Xiaosheng & Wang, Zhi-Heng & Liu, Hong-Min & Govindaraj, Vishnuvarthanan & Zhan, Tianmin & Li, Jianwu. (2018). Deteção inteligente de cérebro patológico por técnica de sobreamostragem de minoria sintética, máquina de aprendizado extremo e algoritmo Jaya. Ferramentas e aplicações multimédia. 77. 10.1007/s11042-017-5023-0.

111.Zhang, Yudong & Wu, Lenan. (2008). Filtro de imagem melhorado baseado em SPCNN. Ciência na China Série F: Ciências da Informação. 51. 2115-2125. 10.1007/s11432-008-0124-z.

112.Zhang, Yudong & Wu, Lenan. (2008). Otimização de pesos da rede neural através de uma abordagem BCO melhorada. Progresso em Investigação Electromagnética - PROG ELECTROMAGN RES. 83. 185-198. 10.2528/PIER08051403.

113.Zhang Y, Wu L. Pattern Recognition via PCNN and Tsallis Entropy (Reconhecimento de Padrões via PCNN e Entropia de Tsallis). Sensors (Basel). 2008 Nov 25;8(11):7518-7529.

114.Zhang, Y., Wu, L. Codificação de imagens a cores com base em segmentos. Sci. China Ser. F-Inf. Sci. 52, 914-925 (2009).

115.Yudong Zhang, Lenan Wu, Stock market prediction of S&P 500 via combination of improved BCO approach and BP neural network, Expert Systems with Applications, Volume 36, Número 5, 2009, Páginas 8849-8854, ISSN 0957-4174.

116.Zhang, Yudong & Wu, Lenan & Wei, Geng. (2009). Um novo classificador para imagens SAR polarimétricas.Progress in Electromagnetics Research-pier - PROG ELECTROMAGN RES. 94. 83-104. 10.2528/PIER09041905.

117.Zhang, Yudong & Jiang, Yongyan & Zhu, Weiguo & Lu, Siyuan & Zhao, Guihu. (2018).Explorando um método inteligente de deteção de cérebro patológico no momento pseudo Zernike. Ferramentas e aplicações multimédia. 77. 10.1007/s11042-017-4703-0.

118.Zhang Y, Peterson BS, Ji G, Dong Z. Amostragem com preservação de energia para ressonância magnética com deteção por compressão. Métodos de Matemática Computacional Med. 2014;2014:546814. doi: 10.1155/2014/546814. Epub 2014 maio 26. PMID: 24971155; PMCID: PMC4058219.

119.Kong, Fanqiang & Govindaraj, Vishnuvarthanan & Zhang, Yudong. (2018). Deteção de estrutura curvilínea baseada em cumeeira para identificar estrada em imagem de sensoriamento remoto e espinha dorsal em imagem de dendrito de neurônio. Ferramentas e aplicações multimédia. 77. 10.1007/s11042-018-5976-7.

120.Shi, Hongyan & Zhang, NanDong & Wu, Xiao-qiang & Zhang, Yudong. (2018). Algoritmo de reconhecimento de imagem de tumor pulmonar multimodal baseado em rede neural convolucional integrada. Concorrência e computação: Prática e Experiência. 32. e4965. 10.1002/cpe.4965.

121.Zhang, Yudong & Pan, Chichun & Sun, Junding & Tang, Chaosheng. (2018). Identificação de esclerose múltipla por rede neural convolucional com dropout e ReLU paramétrico. Jornal de Ciência Computacional. 28. 10.1016/j.jocs.2018.07.003.

122.Zhang, Yudong & Pan, Chichun & Chen, Xianqing & Wang, Fubin. (2018). Identificação de mama anormal por rede neural convolucional de nove camadas com unidade linear retificada paramétrica e pooling estocástico baseado em classificação. Jornal de Ciência Computacional. 27. 10.1016/j.jocs.2018.05.005.

123.Zhang, Yudong & Muhammad, Khan & Tang, Chaosheng. (2018). Rede neural convolucional profunda de doze camadas com pooling estocástico para classificação de categoria de chá na plataforma GPU. Ferramentas e aplicações multimédia. 77. 1-19. 10.1007/s11042-018-5765-3.

124.Kim JE, Nam NE, Shim JS, Jung YH, Cho BH, Hwang JJ. Transferência de aprendizagem através de redes neurais profundas para classificação do sistema de fixação de implantes utilizando radiografias periapicais. J Clin Med 2020;9:1117.

125.Revilla-León M, Gómez-Polo M, Vyas S, Barmak BA, Galluci GO, Att W, Krishnamurthy VR. Aplicações de inteligência artificial em implantologia dentária: Uma revisão sistemática. J Prosthet Dent. 2023 Feb;129(2):293-300.

126.Shen KL, Huang CL, Lin YC, Du JK, Chen FL, Kabasawa Y, Chen CC, Huang HL. Efeitos da intervenção de monitorização dentária assistida por inteligência artificial em pacientes com periodontite: Um ensaio aleatório controlado. J Clin Periodontol. 2022 Oct;49(10):988-998.

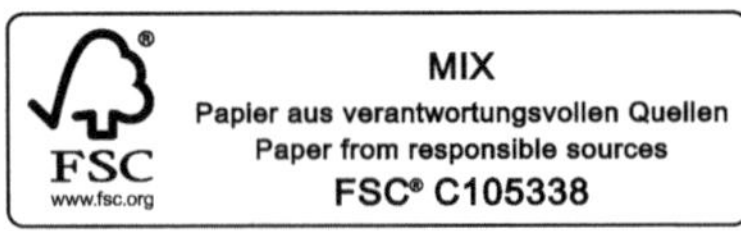

Printed by Books on Demand GmbH, Norderstedt / Germany